こんなに役立つpoint of care超音波

救急ICUから一般外来・在宅まで

床旁即时超声

从 ICU 到普通门诊、居家诊疗

〔日〕铃木昭广　主编

伍伟佳　　译

北京科学技术出版社

Authorized translation from the Japanese language edition,entitled
こんなに役立つpoint of care超音波・救急ICUから一般外来・在宅まで

ISBN:978-4-7583-1599-9
編集: 鈴木 昭広

KONNANI YAKUDATSU POINT OF CARE CHOUONPA-KYUUKYUU ICU KARA
IPPANGAIRAI·ZAITAKUMADE
© AKIHIRO SUZUKI 2017
Originally published in Japan in 2017 by MEDICAL VIEW CO., LTD.
Chinese (Simplified Character only) translation rights arranged with
MEDICAL VIEW CO., LTD. through TOHAN CORPORATION, TOKYO.

著作权合同登记号: 图字01-2021-2408号

图书在版编目（CIP）数据

床旁即时超声 / （日）铃木昭广主编；伍伟佳译. — 北京 : 北京
科学技术出版社，2021.8
　　ISBN 978-7-5714-1540-2

　　Ⅰ．①床… Ⅱ．①铃… ②伍… Ⅲ．①超声波诊断 Ⅳ．①R445.1

中国版本图书馆CIP数据核字 (2021) 第082943号

责任编辑: 尤玉琢　秦笑赢
责任校对: 贾 荣
责任印制: 吕 越
封面设计: 申 彪
出 版 人: 曾庆宇
出版发行: 北京科学技术出版社
社　　址: 北京西直门南大街16号
邮政编码: 100035
电　　话: 0086－10－66135495（总编室）　　0086－10－66113227（发行部）
网　　址: www.bkydw.cn
印　　刷: 北京宝隆世纪印刷有限公司
开　　本: 710 mm × 1000 mm　1/16
字　　数: 200千字
印　　张: 10.5
版　　次: 2021年8月第1版
印　　次: 2021年8月第1次印刷
ISBN 978－7－5714－1540－2

定　　价: 150.00元

序　言

超声技术不仅是诊断的重要手段，也是医生掌握和评估疾病发展不可或缺的方式。2011 年，Moore 等几位医生在顶级临床医学杂志《新英格兰医学杂志》（*New England Journal of Medicine*）发表了题为《床旁超声》的论文后，这一课题很快获得世界医学界的瞩目。于是，包括床旁超声使用技巧在内的各个方面的技术和研究都如雨后春笋般飞速地发展起来。

笔者直到 10 年前在北海道的旭川医科大学医院急救中心进行急救和重症治疗方向的学习时，才通过灾难医疗救护队（disaster medical assistance training，DMAT）训练掌握了灾害医疗等基础知识。随后，笔者在旭川红十字医院的道北直升机急救部门从事空中急救工作。在那之前，笔者接触的都是身体状态可以耐受麻醉和接受手术且诊断明确的患者。所以，当身处急救和重症治疗的第一线时，笔者才发现自己的诊断能力非常有限。当然，一个 40 岁的"老"医生也可以程式化地开一些化验单、影像学检查单，但拿到报告单后，笔者又常常苦恼于该如何做出确切的诊断。在被贴上"不中用的医生"的标签前，可以供笔者临阵磨枪，在短期内即可派上用场的武器就只有超声检查了。

目前，（日本）国家级考试中的外伤急性期诊疗尚未涉及床旁超声检查。FAST（Focused Assessment with Sonography for Trauma）在医疗机构里曾经并不是常规检查手段，日本的医疗机构才刚开始对所有腹部受到外力打击及腹痛病例进行 FAST 检查，并对心脏停搏的患者在心脏麻醉后使用经食管超声检查来明确心脏停搏的原因。现在，不仅是对救护车送来的病例，对突然来就诊的挫伤和蜂窝织炎等病例，医生都可以第一时间进行超声检查。每天握着超声仪的探头，研究放置在急诊科的超声设备是笔者最大的乐趣。

笔者的感悟是，每个学科都有自己的门道，在专家云集的领域不必深入研究，只做一个会用探头扫描的"机器"。慢慢地，笔者专注于将麻醉科医生擅长的气管、呼吸、循环、中枢神经控制领域与超声技术相结合，特别聚焦于气管和肺的衍生型超声技术方向。目前，肺部超声已经作为疾病评估的标尺，气管超声也被明确收录在诊疗指南中，超声领域如此重大的进步让人惊叹。这次能将日新月异的床旁超声领域的知识和技术也编著成书，让初学者也能有机会接触到这些有趣的课题，笔者真是感慨万千。

笔者衷心地感谢百忙之中快速撰写这些非常有意义的内容的作者们，也很感谢从书籍策划到交稿及交稿后的方方面面一直作为后盾并激励着我们的高桥范子女士，以及出版该书的 Medical View 出版社。

东京慈惠会医科大学麻醉学讲座教授

铃木昭广

2017 年 4 月于樱舞文京区

作者名单

主　编

　　铃木昭广　　东京慈惠会医科大学麻醉学讲座教授

作　者（按章节顺序排序）

　　铃木昭广　　东京慈惠会医科大学麻醉学讲座教授

　　小林英夫　　防卫医科大学校医学教育部医学内科学副教授

　　山口嘉一　　横滨市立大学附属医院重症治疗部

　　野村岳志　　东京女子医科大学重症治疗科教授、横滨市立大学
　　　　　　　　大学院医学研究科麻醉学特聘教授

　　山田博胤　　德岛大学医学部临床教授、德岛大学医院超声中心副主任

　　吉田拓生　　东京慈惠会医科大学麻醉学讲座重症治疗部

　　八锹恒芳　　东邦大学医疗中心大森医院临床生理功能检查部副技师长

　　畠　二郎　　川崎医科大学检查诊断学教室（内镜、超声）教授

　　前田佳彦　　刈谷丰田综合医院放射技术科课长

　　平井都始子　奈良县立医科大学附属医院综合影像诊断中心教授

　　小谷敦志　　近畿大学医学部奈良医院临床检查部技术系主任

目　录

01　超声检查在气道管理中的应用

气道超声检查已成为全球性标准方案　　　　　　　　　　　　　铃木昭广

基础

1.1　什么是气道超声 ……………………………………………………… 1

1.2　探头的使用和设置 …………………………………………………… 2

1.3　基本图像 1：胸骨切迹上缘的横切面 ……………………………… 2

1.4　基本图像 2：颈部气管的矢状面 …………………………………… 3

应用

1.5　气管导管位置的确认 ………………………………………………… 4

1.6　 环甲韧带位置的确认 ………………………………………………… 6

1.7　声带的观察 …………………………………………………………… 7

02　呼吸管理中超声的应用（一）

用超声技术检查呼吸系统　　　　　　　　　　　　　　　　　小林英夫

基础

2.1　日本的呼吸系统超声学 …………………………………………… 10

2.2　与床旁超声检查密切相关的呼吸系统疾病 ……………………… 12

2.3　超声专用语 ………………………………………………………… 16

应用

2.4　胸腔积液的检查 …………………………………………………… 17

2.5　右心室负荷的判断 ………………………………………………… 20

2.6　胸壁疼痛的诊断 …………………………………………………… 22

03 呼吸管理中超声的应用（二）

用超声技术检查胸腔　　　　　　　　　　　　　　　　山口嘉一　野村岳志

基础

3.1　急性呼吸功能不全和肺部超声 ·················· 24

3.2　探头的使用 ·················· 25

3.3　检查的位置 ·················· 25

3.4　通过上 BLUE 点和下 BLUE 点描记蝙蝠征 ·················· 25

　　　基本图像 1：蝙蝠征 ·················· 25

3.5　在 PLAPS 点观察横膈和胸腔积液 ·················· 29

　　　基本图像 2：在 PLAPS 点的观察 ·················· 29

3.6　间质综合征（sonographic interstitial syndrome）与 B 线 ·················· 29

应用

3.7　气胸的诊断 ·················· 31

3.8　胸腔积液的诊断 ·················· 34

3.9　间质综合征 ·················· 37

04 循环系统管理中心脏超声的应用

使用超声观察心脏搏动中的力学表现　　　　　　　　　　　　　　　山田博胤

基础

4.1　什么是床旁心脏超声检查 ·················· 41

4.2　设备、探头的使用和设定 ·················· 42

4.3　基本图像 1：剑突下声窗观察下腔静脉纵切面 ·················· 44

4.4　基本图像 2：剑突下声窗观察四腔断面 ·················· 45

4.5　基本图像 3：胸骨旁声窗观察左心室长轴切面 ·················· 46

4.6　基本图像 4：胸骨旁声窗观察乳头肌水平左心室短轴切面 ·················· 47

4.7　基本图像 5：心尖部声窗观察四腔断面 ·················· 48

应用

4.8　心脏压塞的诊断 ·················· 50

4.9 心功能不全的诊断 ·· 51

4.10 右心室扩大的诊断 ·· 53

05 中枢神经异常的超声诊断
对意识障碍患者的检查 吉田拓生

基础

5.1 颅内压升高和颅内压测定 ································ 57

5.2 视神经是 ICP 变化的前哨 ································ 58

5.3 探头的使用和注意点 ······································ 58

5.4 基本图像：观察要点 ······································ 59

应用

5.5 酒精中毒患者的急救 ······································ 61

5.6 肝性脑病 ·· 62

06 下肢静脉血栓的超声探查
在避难所也可以进行筛查 八秋恒芳

基础

6.1 下肢静脉超声的有效性 ···································· 66

6.2 下肢静脉的解剖 ·· 66

6.3 探头的使用和设定 ·· 68

6.4 下肢静脉的正常断层图 ···································· 69

6.5 从短轴切面进行血管内腔扫查 ···························· 70

6.6 压迫超声法探查血栓的技术 ······························ 73

应用

6.7 紧急情况下进行最低限度的必要检查所用的两点压迫超声法 ············· 77

6.8 判断血栓的性质 ·· 79

6.9 查找不易观察部位的血栓 ································ 84

07 腹部超声

期待"黑盒"被打开　　　　　　　　　　　　　　　　　　　　　畠　二郎

基础

7.1 什么是床旁腹部超声	87
7.2 仪器和探头的使用	87
7.3 基本图像1：上腹部正中纵行扫查	88
7.4 基本图像2：右肋间扫查	89
7.5 基本图像3：左右侧腹部肋间扫查	90
7.6 基本图像4：下腹部正中纵行扫查	91
7.7 基本图像5：右腹部横行扫查	92

应用

7.8 不能遗漏主动脉	93
7.9 如何诊断胆囊炎	95
7.10 输尿管结石：一旦怀疑，绝不放过	97

08 超声在运动系统疾病管理中的应用

从首选X线检查到首选超声检查　　　　　　　　　　　　　　　　前田佳彦

基础

8.1 什么是运动系统超声检查	99
8.2 探头的使用和设置	100
8.3 基本图像1：骨的长轴切面	100
8.4 基本图像2：软骨的长轴切面	101
8.5 基本图像3：韧带的长轴切面	104
8.6 基本图像4：肌腱的长轴切面	105
8.7 基本图像5：肌肉的长轴切面	106
8.8 基本图像6：神经的长轴切面	107

应用

8.9 桡骨小头脱位的评估	108

8.10　跟腱断裂的评估 ·· 109

8.11　肩袖断裂的评估 ·· 111

8.12　踝关节扭伤的评估 ·· 113

8.13　手指扭伤的评估（主要是掌侧板的评估）·························· 115

8.14　肌纤维断裂的评估 ·· 116

09　血管超声

血流可视化检查可获得更多的信息 平井都始子

基础

9.1　用超声技术观察血管 ·· 119

9.2　探头的使用和扫查方法 ·· 119

9.3　动脉和静脉的不同检查方法 ·· 120

9.4　基本图像 1：右侧颈部超声 ··· 121

9.5　基本图像 2：右侧颈部彩色多普勒超声 ······························ 125

应用

9.6　颈动脉扫查 ··· 131

9.7　确认有无血管病变 ·· 135

9.8　超声诊断动脉闭塞性病变 ·· 137

10　如何获得更清晰的图像

谨记超声的成像原理 小谷敦志

基础

10.1　与目标脏器相适应的仪器设置 ······································· 142

10.2　探头的特征 ··· 142

10.3　描记参数设置和图像的最优化技术 ··································· 143

10.4　伪影 ··· 150

01 超声检查在气道管理中的应用
气道超声检查已成为全球性标准方案

铃木昭广（东京慈惠会医科大学麻醉学讲座教授）

基 础

要点

- ◆ 在全球范围内，气道超声检查正迅速成为常规检查并被写入许多治疗指南。
- ◆ 正中矢状面以较大椭圆形环状软骨为标记。
- ◆ 在气管的横切面超声图像中甲状软骨呈三角形，环状软骨为粗的黑色环状影，气管环则为细的黑色环状影，必须牢记这些区别。
- ◆ 颈部食管一般可在胸骨切迹上气管背侧左面观察到。
- ◆ 超声检查的优势是能看到器官的活动，可用于观察声带。

1.1 什么是气道超声

　　气管是充满空气的管腔结构，人们以前从未考虑过将其作为能够被描记的器官。随着高频探头的发展，如今超声设备在图像分辨率上已经超过了计算机断层扫描（CT）、磁共振成像（MRI），对浅表的组织结构也完全能够获得极为详细的信息。

　　笔者在急救工作中，对紧急情况下需要立刻采用外科手段保持气道通畅的患者，曾尝试使用即便对初学者来说也非常安全的超声技术来检查气道。虽然多年前在日常的气道管理中也引入了超声检查，并且制定了气道超声的围手术期评价（perioperative evaluation of the airway via sonography，PEAS）流程，但气道超声一直以来都被认为是气道研究者基于探索精神的小范围操作。最近， **重点** ①《心肺复苏指南》推荐使用气道超声代替呼气末二氧化碳（end tidal CO_2，$EtCO_2$）检测法于心肺复苏时确认气道导管的位置；②对外科气管操作时遇到的环甲韧带触诊定位困难的患者，通常可采用超声检查，因此英国困难气道协会（Difficult Airway Society）的治疗指南推荐训练和使用超声检查技术；③澳大利亚和丹麦的治疗指南推荐将超声检查运用到重症治疗中常见的经皮气管切开术。可见，气道超声现在已经被纳入世界多地的标准治疗方案中。接下来我们将从气道超声的基础说起。

1.2 探头的使用和设置

💬**重点** 气管位置表浅，应尽量采用高频（13～15MHz）线阵探头。目前各品牌的机器并未专门设置气道用参数，可先使用检查颈部动静脉、甲状腺、浅表组织、肌肉和神经时的设置进行观察，再对深度、增益、焦点进行适当调节。

1.3 基本图像1：胸骨切迹上缘的横切面

在胸骨切迹上缘探查气管和食管。轻压探头，基本能在所有被检查者的气管左后方观察到食管，适用于气管插管、食管插管（即胃管）导管位置的确认（图1-1）。

←右侧　　　　　　　　　　　　　　　　左侧→

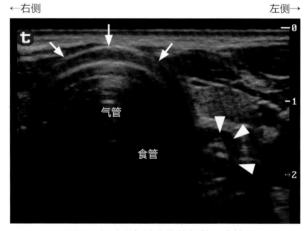

图 1-1　胸骨切迹上缘的气管、食管

低辉度的圆弧状结构是气管软骨（箭头）。颈部食管（三角箭头）多数情况下出现在气管左下方，呈现出低辉度的肌层结构围绕管腔的图像，还能看到食管蠕动的样子

问 题 为什么看到的气管环是2层?

　　图1-1中低辉度的软骨结构的2层环状物为镜面伪像。最外侧的环才是真正的软骨，真正的软骨正下方有可识别的白色高辉度影，是空气－黏膜界面（air－mucosa interface）。换句话说，在空气－黏膜界面的深部看到的均为伪影。超声通过声阻抗的不同在界面形成反射，组织－空气之间的反射率几乎是100%，因此空气是强反射界面。

让患者将颈部稍稍伸展开，使皮肤表面平整，用线阵探头在正中纵行扫查就能得到颈部气管的矢状面影像。探头垂直于气管扫描时，高辉度空气 – 黏膜界面会将画面从中间横切开，这标志着探头已经放置于正中。图 1-2 所示为气管矢状面。为软组织减少的瘦弱高龄者或身材偏小的幼儿进行扫查时，探头可能无法贴合皮肤，此时可以在检查部位放置一个添加了缓冲剂或水的手套，以获得完整的图像。

图 1-3 示气管的横切面。在气管的横切面能清楚看到各软骨的区别，移动探头时动作必须轻微。尤其要注意，探头移动几毫米可能就会错过气管环，以致无法找到气管。

←头侧   足侧→

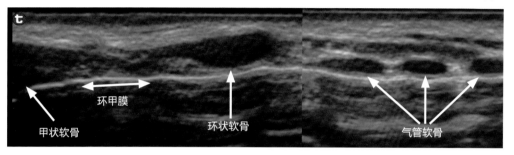

图 1-2　气管的矢状面合成图

在观察气管的矢状面时，首先定位较大的低辉度椭圆形结构（环状软骨），将之作为标记，足侧可见连续的较小的椭圆形结构，即气管环。在环状软骨的头侧能看到一部分甲状软骨。男性的甲状软骨非常发达，常致探头无法贴合皮肤，要得到完整图像比较困难。另外，甲状软骨和环状软骨之间为环甲韧带（环甲膜）。与图 1-1 一样，空气 – 黏膜界面可作为观察软骨与伪影的分界点

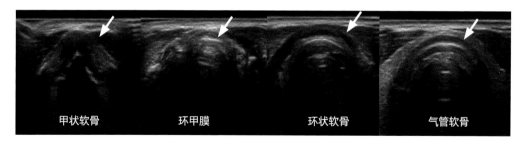

图 1-3　气管的横切面

各软骨都具有独特的形状，超声检查时很容易鉴别。甲状软骨为倒三角形或帐篷形的低辉度结构。环甲韧带由于没有软骨组织，呈白色高辉度圆弧形，环状软骨有一定的厚度，故呈低辉度。气管环与其他软骨厚度不同，容易鉴别。气管环间是与环甲韧带相同的高辉度圆弧形图像

最后，图 1-4 所示为声门的超声图像。探头置于甲状切迹正下方到甲状软骨的中央之间，配合患者呼吸和发声，医师能观察到声带开闭，但声窗极小，因此，如果不沿着

声带长轴扫查，则无法得到完整的图像，扫查的难度很大。扫查比较深的部位时，增益应较扫查一般部位时高一些，握探头的手腕需要固定，关键是以指尖进行细微的操作。

评估声带功能时，需要获取左右对称的图像，同时扫查杓状软骨和声带，就能观察到杓状软骨和声带的左右对称运动。能够观察到器官的活动是超声检查的特殊优势，所以我们一定要熟练掌握这项技能。图 1-4 示声门的超声图像。

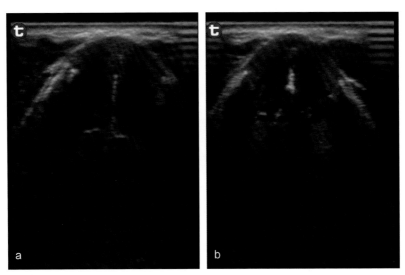

图 1-4　声门

可见甲状软骨内的高辉度线状影（声带韧带），声带韧带在声门关闭时合拢（a），声门张开时变成三角形（b）。观察声门时需要将增益调高

1.5　气管导管位置的确认

要点

◆　心肺复苏时，若无法使用二氧化碳浓度监测仪确认气管导管的位置，推荐使用超声检查。

◆　在声门水平或者胸骨切迹水平观察。

◆　实时观察可见气管内若隐若现的双层圆弧状高辉度影。

◆　若观察到食管塌陷，可间接判断导管位置正确。放入 cuff 后患者气管扩大，将 cuff 抽出后，可在患者换气时，通过彩色多普勒超声观察到漏至气管内腔中的空气。

院内紧急警报响起。在 CT 室内接受造影检查的患者突发紧急情况。在便携式氧气送到前已经完成了气管插管和复苏用药给药。住院医生用球囊面罩帮助患者换气但患者仍未脱离危险。

"向 cuff 再注入一些空气！有二氧化碳浓度监测仪吗？" "这里没有，得去手术室借。" "医生，我去拿超声仪来吧，试试确认导管的位置。"

《心肺复苏指南 2015 版》中提到，气道超声是在无法使用二氧化碳浓度监测仪时，确认气管导管位置的最佳替代方案。实时观察时，如果气管导管的位置正确，那么插入导管时气管会轻微活动，而食管保持塌陷状态不变。

另外，也可通过观察气管前面空气界面的高辉度线状影所连接的双层圆弧状线（双轨征）来判断气管导管的位置是否正确。但是，这仅在导管与气管前面有接触时才可以观察到（图 1-5）。

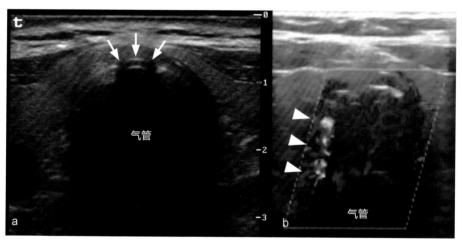

图 1-5　确认气管导管的位置

a. 在气管内观察到提示气管导管位置正确的双轨征

b. cuff 抽出后，患者换气时用彩色多普勒超声检查导管周围的气流

本例气管插管操作完成后，如需观察，可以从能看到食管的胸骨切迹上方进行探查。用观察双轨征的方法也可以确认导管在气管内。如果 cuff 抽出后患者未出现特殊情况，用彩色多普勒超声探查可观察到气管内腔及导管周围因空气乱流形成的马赛克图像。如果导管误插入食管内，食管就会扩张，食管内呈现导管的高辉度双重影像，下方也能观察到声影。

> **要点**
>
> ◆ 体表触诊定位困难时，可使用超声技术定位环甲韧带。
> ◆ 紧急气管切开时，使用超声技术辅助可提高环甲韧带穿刺和气管切开的成功率。

病例 2

患者 32 岁，男性，3 天前自觉咽喉部疼痛，自行服药治疗，因咽喉部疼痛未改善、吞咽唾液困难就诊。急诊诊断疑似急性喉炎，紧急进行颈部 X 线检查。在耳鼻喉科值班医生赶来的途中，患者在急诊科突然感到呼吸困难加重。急诊科值班医生不久前在内科急救讲座学习过环甲韧带穿刺切开术但并未实际操作过，且患者下颌骨较小，气管插管比较困难。

《外伤初期诊疗指南》《日本麻醉科学会困难气道管理指南》均提到，面罩吸氧和气管插管无法提高血氧饱和度时，环甲韧带穿刺切开术是终极方案。最近的内科急救讲座也要求所有医生必须掌握这项技能。

然而实际情况是，这类紧急状况非常少见，因此进行这方面的训练比较困难。凭借解剖知识触诊定位本身并非易事，英国的一项关于紧急救治的调查数据进一步表明，成功救治概率仅为三成，多数时候是失败的。在这样的大环境下，英国《困难气道指南》里提到，体表触诊无法确认解剖学位置时，应采用超声定位，因此建议医生们对超声技术进行日常训练和使用。

于矢状面定位环状软骨头侧的韧带部，在同一部位获取图像后将探头 90° 转动获取横切面图像（图 1-6）。超声引导下进行穿刺可以避免定位错误。如果时间允许，还可用彩色多普勒超声确认有无血管，评估有无出血风险。

再次遇到病例 2 时，若耳鼻喉科医生无法赶到，经验不足的医生也能非常快速地实施诸如插入很粗的静脉留置针、插入引导线、安装穿刺套件等应急措施，为后续救治争取更多时间。

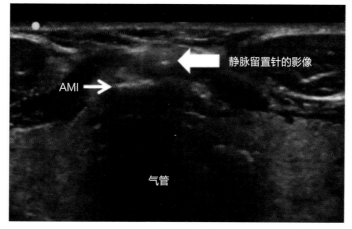

静脉留置针的影像

AMI

气管

图 1-6 超声引导下的环甲韧带穿刺

  图为从韧带部插入 22G 的静脉留置针对气管黏膜进行表面麻醉时获取的图像。针尖描记为高辉度点状影。虽然正下方的声影观察困难，但能够看出基本是从气管正中穿刺。因为进针的外力让环状软骨变形，所以并非正圆形。另外，压力使气管无法左右移动，这也有利于观察
AMI. 空气－黏膜界面

1.7 声带的观察

> **要点**
>
> ◆ 在甲状软骨中央的横切面观察声带。
> ◆ 观察甲状软骨包绕的声带、假声带、杓状软骨的活动和左右差别。
> ◆ 调高增益可增加清晰度。
> ◆ 若从正面声窗观察困难，可采用侧面声窗。

病例 3

>   患者 68 岁，女性，无既往史，昨日行全身麻醉下气管插管乳腺肿瘤切除术。术后患者声音嘶哑，随后有所改善但今日加重，今早进食时并无哽噎。声音嘶哑程度为有嘶哑声但无失声。

  气管插管后出现声音嘶哑，部分病例需排除声带麻痹和杓状软骨脱臼等原因。一般情况下，可由耳鼻喉科医生用柔软的喉镜检查声带后做出诊断，如为声带麻痹，

尽早治疗预后较好，通常术后几日内可得到改善。如果无法接受耳鼻喉科医生检查，可以尝试使用超声描记出声门。

从正中位置观察，如果声带活动时左右无差别且开闭充分，则可以判断不是声带完全麻痹和杓状软骨脱臼等需要紧急处理的情况（图 1-7）。

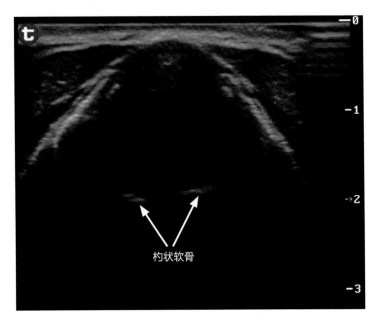

图 1-7　声带和杓状软骨

在图 1-4 中可以看到声带为白色高辉度影像。气管插管可能会引起杓状软骨脱臼导致声音嘶哑，但观察声带并描记杓状软骨后发现，其活动及左右的位置对比都是正常的。图 1-7 病例的症状由左侧声带麻痹引起，诊断时可根据声带运动的左右差别来判断。通过动态影像评价静态图像看不出的症状是超声技术的巨大优势

问 题

正面声窗观察声带有困难时，有替代的观察方法吗？

由于某些原因无法从正面声窗获取声带图像时，可通过侧面声窗观察。

避开隆起的正中位置，从平坦的甲状软骨侧面声窗获取杓状软骨和声带的侧面图像（图 1-8）。

此法虽可顺利获取杓状软骨和声带的图像，但因为只能左右两边分开观察，所以左右对比非常困难。

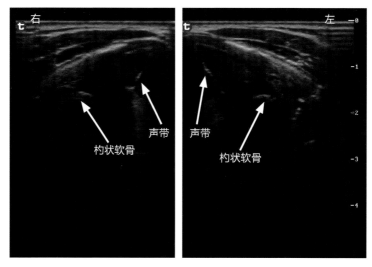

图1-8 杓状软骨和声带的侧面图像

【参考文献】

[1] Chun R, Kirkpatrick AW, Sirois M, et al：Where's the tube? Evaluation of hand-held ultrasound in confirming endotracheal tube placement. Prehosp Disaster Med 19：366–369, 2004.

[2] Suzuki A, Iida T, Kunisawa T, et al：Ultrasound- guided Cannula Cricothyroidotomy. Anesthesiology 117：1128, 2012.

[3] Galgon RE, Schroeder KM：Accuracy of surface landmark identification for cannula cricothyroidotomy. Anaesthesia 66：621–622, 2011.

[4] Cook TM, Woodall N, Frerk C：Fourth National Audit Project. Br J Anaesth 106：617–631, 2011.

[5] Frerk C, Mitchell VS, McNarry AF, et al：Difficult Airway Society 2015 guidelines for management of unanticipated difficult intubation in adults. Br J Anaesth 115：827–848, 2015.

02 呼吸管理中超声的应用（一）
用超声技术检查呼吸系统

小林英夫（防卫医科大学校医学教育部医学内科学副教授）

基 础

> **要点**
>
> ◆ 日本是肺部超声技术的先驱，从 20 世纪 50 年代开始研究使用肺部超声技术。
> ◆ 不仅在急救中，在精密检查时超声技术也发挥了巨大作用。
> ◆ 未来，超声科和呼吸内科有必要统一用语。
> ◆ 要注意呼吸系统超声图像与实际物体未必完全一样。

2.1 日本的呼吸系统超声学

■ 呼吸系统超声学的历史

日本是世界呼吸系统超声技术研究的先驱。20 世纪 50 年代和贺井等医生报道了从体表进行超声观察的图像。到了 20 世纪 60 年代，田中等医生报道了从体腔进行超声观察的图像。20 世纪 80 年代，名取、吉良医生将呼吸系统超声学总结后在《日本胸部临床》杂志第 40 卷发表了 12 篇论文。许多目前正在使用的基础理论都是那个时候确立下来的。体腔内声窗也由那时的经食管观察发展为现在的超声支气管镜（endobronchial ultrasound，EBUS），进入 21 世纪，EBUS 被确定为肺癌诊断的标准检查技术。与此同时，与日本的呼吸系统超声检查用途完全不同的床旁超声（POCUS）在欧洲发展起来，但非常遗憾的是，在那时候二者少有交流。本章将呼吸系统超声和床旁超声相结合，介绍一些基本的呼吸系统超声知识，希望能将二者融会贯通，为普及超声技术贡献一份力量。

■ 超声检查的呼吸系统适应证

几乎所有的呼吸系统疾病都是超声检查的适应证（表 2-1）。表 2-1 中有下画线的气管和急救领域是呼吸科医生尚未触及时床旁超声就已开始发展的领域。到目前为止，仅凭超声图像就可使医生做出诊断的疾病并不多，大部分超声图像只能帮助医生判断有无异常，若要明确诊断则需要进一步的放射线检查和其他附加检查。医生无法仅凭超声图像就做出诊断的最大原因是超声波无法穿透空气，有气体的组织结构的超声图像有可能并不是真实的组织结构而是伪影。从另一个角度来说，使用超声检查诊断不含气体的肿瘤病变和胸腔积液等的价值比较高。与床旁超声的应

表 2-1　呼吸系统超声检查的适应证

Ⅰ 胸廓	Ⅴ 超声引导下的穿刺
1. 胸壁、胸廓的骨性成分（肋骨、胸椎、胸骨等） 2. 横膈 3. 胸腔：胸腔积液、胸膜 4. 气胸	1. 胸壁 2. 胸腔积液 3. 胸膜 4. 肺内 5. 纵隔 6. 心脏大血管系统、心包 7. 颈部：淋巴结、肿瘤 8. 中心静脉导管
Ⅱ 肺	Ⅵ 管腔内超声诊断
1. 肿瘤 2. 肺不张 3. 肺炎 4. 肺隔离症 5. 肺血栓 6. 弥漫性肺病	1. 食管 2. 支气管（EBUS） 3. 血管
Ⅲ 纵隔	Ⅶ 其他
1. 肿瘤 2. 心脏大血管，上、下腔静脉 3. 肺动脉、肺静脉 4. 淋巴结	1. 腹部：下腔静脉、腹部脏器等 2. 下肢：血流等
Ⅳ 颈部	Ⅷ 其他科
1. 淋巴结 2. 血管系统 3. 甲状腺 4. 气管	1. 产科：胎肺等 2. 儿科 3. 急诊科：外伤、肺挫伤、气胸、淤血等

用不同的是，当时并没有在急救中引入呼吸系统超声检查的想法，超声检查只是作为胸部 X 线检查异常时的精密复查。因此应尽量将超声图像与组织学表现对比考虑，找到超声检查所见的组织学基础。

💬**重点** 床旁超声检查使用的探头以电子线阵或凸阵探头为主，观察体位为坐位和仰卧位，一般行肋间扫查和矢状面扫查。床旁超声检查时应尽量避免因肋骨引起的图像缺失（蝙蝠征），同时获取最广的视野。

几乎所有的呼吸系统疾病都可以使用超声检查。表中有下划线的气管、急救相关应用并未被作为呼吸内科的超声检查对象，但属于床旁超声的适应证。把气胸的超声图像用于诊断也是过去未曾涉及的。

床旁超声检查时首选肋间扫查。另外，矢状面图像的优势是医生能宏观地观察图像。

2.2 与床旁超声检查密切相关的呼吸系统疾病

下面列出一些目前床旁超声（POCUS）从呼吸系统超声学中借鉴而来的知识点。

■ 胸膜

胸壁最深处描记出的高辉度线状声影是胸膜的图像。我们必须认识到真正的胸膜与这个图像的不同之处。胸膜分为脏胸膜和壁胸膜，每一层胸膜在组织学上都有 5 层结构。这个线状声影由两层胸膜之间的微小间隙（胸膜腔、浆液）与脏胸膜正下方的肺泡（含气）共同形成。

💬**重点** 虽然严格说来应该记作胸膜超声复合体，但此名称太冗长，故简化为胸膜线。图 2-1 所示为微量浆液存在下的胸膜超声复合体，能清楚地看到称之为"复合体"的依据。当肺部病变不存在于脏胸膜，而与壁胸膜有一定关系时，超声检查是最佳的检查手段，进行肺癌胸膜浸润的评价时，超声检查是不可或缺的检查手段。

另一方面，床旁超声提出了 B 线（从胸膜线到最深部的直线伪影）的说法。但在呼吸科病例中，各种疾病都出现过 B 线，因此 B 线不被认为是特定疾病的特征。

床旁超声所重视的 B 线是否由既存的肺部疾病引起、如何鉴别，是今后需要探讨的课题。

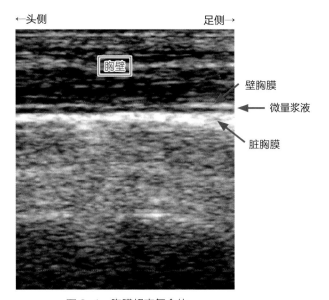

图 2-1　胸膜超声复合体

7.5MHz电子线阵探头于前胸部肋间扫查，
图左侧为头侧。微量的浆液使壁胸膜和脏胸膜
能被识别。通过观察胸膜超声复合体图像，医
生能清楚地认识胸膜复合体的各部分

问题

胸膜的组织学结构

即使使用高频探头探查脏胸膜和壁胸膜，都只能看到线状高辉度回声，
但胸膜并非单层结构。脏胸膜从胸腔侧向肺泡侧分别为上皮细胞层、上皮
下组织层、前弹力层、基质层、后弹力层。而壁胸膜则连接胸壁脂肪层与
肋间肌层。虽然医生在超声图像上较难清楚地观察到各层的结构，但超声
图像是评估恶性肿瘤进展的重要评判依据。

■ 胸腔积液

超声检查中最常见到的呼吸系统疾病症状是胸腔积液。漏出性胸腔积液（含蛋
白少）几乎都显示为无回声暗区，而血胸、脓胸、乳糜胸、实性变胸腔积液等则表
现为点状或条索状，容易被误判。在不清楚患者既往史的急救现场，医生使用超声
检查也可能出现无法得出诊断的情况。

💬**重点**　一般来说，床旁超声检查时，患者需采用伸展的卧位，但为确认胸腔
积液，应采用半卧位。虽然卧位时也可检出胸腔积液，但检出率非常有限。在呼吸
内科，一般会结合胸腔穿刺，患者采用坐位，医生从其背侧声窗观察。首先扫查肋

骨横膈角水平的肋间，接着，扫查背侧的矢状面，评估胸腔积液的量。在观察胸腔积液的同时也要重点观察横膈的形态和活动性。

■ **横膈**

存在胸腔积液时比较容易定位横膈，其超声图像为 3 层以上膜状结构。超声在胸廓下缘与横膈贴合的区域（zone of apposition）折返形成 2 层结构声影，坐位吸气时会增厚。图 2-2 的 3 层结构是肝脏和胸腔积液无回声区交界处的右横膈。观察胸腔积液和横膈时，患者取坐位相较于卧位的优势在于医生能够根据横膈的形状来评估胸腔积液的轻重程度。正常横膈呈向头侧隆起的曲线，吸气时变低，呼气时隆起。胸腔积液压迫横膈时，横膈慢慢变平，甚至向足侧反凸。患者有大量胸腔积液时，横膈出现吸气时隆起，呼气时降低的反常活动，揭示需要尽早进行胸腔穿刺。

←头侧　　　　　　　　　　　　　　　　　足侧→

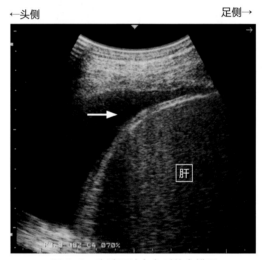

图 2-2　胸腔积液存在时的右横膈

坐位肋间扫查图像，左侧为头侧。胸腔积液引起右横膈延伸至背侧。横膈图像会随探头频率变化而变化。本图能看到 3 层结构。该病例横膈为向头侧隆起的曲线，据此可判断胸腔积液不多

问 题

横膈的结构

　　横膈主要由胸腔侧浆膜、肌层及腹腔侧浆膜组成。用高频探头观察胸廓下缘与横膈贴合的区域折返可见辉度高、低、高、低、高排列的 5 层结构图像。但是，以床旁超声的分辨率很难捕捉到全 5 层结构，比较常见的是能看到辉度高、低、高排列的 3 层结构。另外，需认识到横膈的厚度可因扫查部位不同而不同。

■ 下腔静脉

下腔静脉受静脉压和胸腔内压的影响，吸气时内径缩小，呼气时内径增宽，周而复始。

Natori 等医生曾测定右心功能不全患者的下腔静脉内径，提出下腔静脉呼吸塌陷指数（变动指数）与中心静脉压密切相关，可作为衡量右心负荷的指标（图 2-3）。

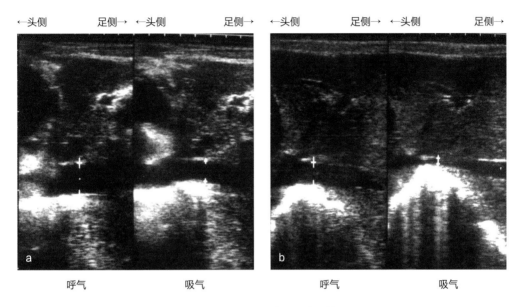

图 2-3　下腔静脉的仰卧位矢状面

右心功能不全时（a）和同一病例正常时（b，经治疗得到改善）令患者取仰卧位从剑突下声窗观察到的下腔静脉矢状面图像。以下腔静脉与肝静脉合流处的血管内径大小作为标准，校正呼吸性差异。如果右心功能不全，可见下腔静脉呼气时内径扩大和吸气时塌陷不良，治疗后恢复正常

💬**重点** 测定下腔静脉内径的位置是肝静脉汇入下腔静脉处的下腔静脉内径。

（呼气时内径－吸气时内径）÷呼气时内径＝下腔静脉塌陷指数（collapsibility index，Co.I 塌陷指数）

下腔静脉塌陷指数的数值高于 0.5 时无法排除中心静脉压升高。

问 题

> **下腔静脉塌陷指数的计算方法**
>
> 上文所示下腔静脉塌陷指数计算公式为自主呼吸下的计算公式。在机械通气的情况下，下腔静脉的内径在吸气时增宽，呼气时缩小。将"（吸气时内径－呼气时内径）÷呼气时内径"作为血液动态的评估值，此为下腔静脉的膨胀指数（distensibility index，DIVC）。

■ 超声实变

肺炎和肺梗死等疾病引起的肺含气量低下和填充性病变，在床旁超声里表现为不均一的图像，称为"实变"（consolidation）。目前虽然对很多疾病的超声特征进行了直方图解析等探索，但疾病种类繁多，同一疾病也存在多样性，加上肺内含有气体，因此超声检查较胸部 CT 来说，无法获得更多的信息。B 型超声检查无法获取的血流信息可通过彩色多普勒超声检查获取，让医生能够更加深入地掌握病情。

■ 超声空气支气管征

肺泡内含气量会因为炎症反应减少，但支气管内气体量不变，故胸部 X 线检查可见空气支气管征。在 X 线下所见的空气支气管征中可以观察到支气管的分支结构，较难用超声描记出与之相同的支气管含气图像。我们所说的超声空气支气管征主要是肺炎时呈现的不均一的含气图像，这时在病变内能观察到随机的高辉度超声声影，与 X 线检查所见空气支气管征类似。严格来说，超声检查可见肺动脉伴行的图像都可判断为空气支气管征。希望大家注意，超声学中所指的"实变"（consolidation）的含义与放射学中的"实变"有所不同，可加上"超声"（sonographic）二字以避免发生混淆。

2.3 超声专用语

在 POCUS 中有一些已经普遍使用的专业术语，它们实际上来源于组织学，影像学中过去并没有这些术语，例如超声实变（consolidation）、超声肺泡（alveolar）、超声间质（interstitial）等。

● **重点** 这里都加了"超声"二字，笔者希望大家不会与过去的概念混淆。

2.4 胸腔积液的检查

要点

◆ 检查胸腔积液时一般令患者取坐位，从其背部进行观察。

◆ 根据胸腔内部超声图像推测是否存在胸腔积液。

◆ 掌握通过横膈形态来评估胸腔积液程度的方法。

病例 1

患者 72 岁，男性，既往有重度吸烟史，数年前劳动时自觉呼吸困难被诊断为肺气肿。患者数月前开始出现全身倦怠感、食欲不振，因呼吸困难加重就诊。患者锁骨上可触及超过拇指大小的淋巴结，呼吸频率为 24 次 / 分，胸部听诊未发现杂音，存在左肺呼吸音减弱。

本病例是由吸烟引起的肺气肿。众所周知，吸烟和肺气肿是肺癌的高危因素，患者锁骨上淋巴结肿大进一步提示了癌转移的可能性。伴随淋巴转移的肺癌病例发生呼吸音左右不同时，需要鉴别是包块堵塞气道引起的肺不张还是存在癌性胸腔积液。不管哪种症状都会在胸部 X 线检查中表现为单侧透明肺，但两者的鉴别还是依赖胸部超声检查。

图 2-4a 示本病例的大量胸腔积液超声图像。

我们已经知道超声检查对胸腔积液的检出有很大的优势，本病例的关注点在于横膈向下方凸出。

●**重点** 超声检查时正常横膈是向头侧凸出的曲线，大量胸腔积液和巨大肿瘤等可压迫横膈使其反向凸出，并且在呼吸时发生反常运动。反常运动是指横膈在吸气时上隆，呼气时下降。这使呼吸运动不能正常进行，发生呼吸困难，必须尽快治疗。图 2-4b 显示中等量胸腔积液，横膈仍然向头侧凸起，保持正常的运动。超声检查时令患者取坐位，从其侧胸壁、肋间观察。超声检查对胸腔积液的敏感度因患者体位不同而有很大的差别，坐位的情况下 10ml 也有被检测出的可能，但患者采用仰卧位时，超声检查的敏感度大幅下降。如果是以检测出胸腔积液为目的，应尽量采用半卧位和坐位。

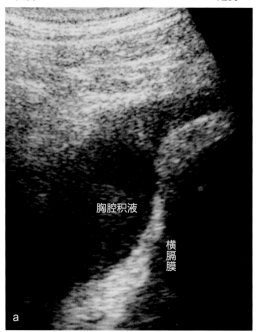

胸腔积液

横膈膜

a

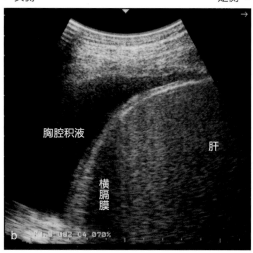

胸腔积液

肝

横膈膜

b

图 2-4　胸腔积液的超声图像

　　a. 左侧大量胸腔积液。行左侧胸壁下部肋间扫查，可见内部有少量回声混杂的胸腔积液。左侧为头侧，本图要点是左侧横膈不同于正常情况地向下方凸起

　　b. 右侧中等量胸腔积液。行右侧胸壁下部肋间扫查，可见内部无回声的胸腔积液。左侧为头侧，右侧横膈正常地向上方凸起

图 2-5 示存在胸腔积液时胸部 CT 冠状面的横膈曲线的完整断层图像。CT 在患者仰卧位时摄影，作为仰卧位超声观察的参考。图 2-5a 箭头是大量胸腔积液引起左侧横膈反凸的图像，图 2-5b 的箭头示中等量胸腔积液时横膈曲线变得平坦。

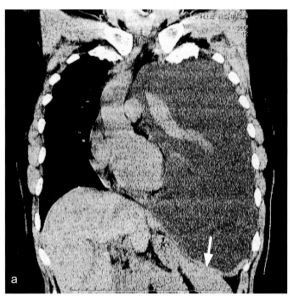

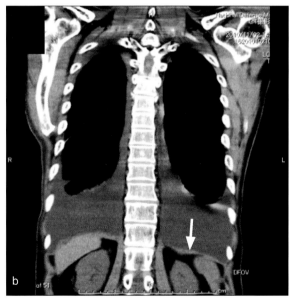

图 2-5　胸部 CT 冠状位断层图像：胸腔积液

　　a. 左侧存在大量胸腔积液。左横膈因胸腔积液压迫而向足侧凸起变形

　　b. 中等量胸腔积液。约 300ml 的胸腔积液，横膈不再向足侧凸起，变得平坦

图 2-4a 的胸腔积液内部有点状超声图像，而图 2-4b 的胸腔积液几乎都是无回声图像。点状超声图像表示胸腔积液内含有丰富的细胞成分，无回声图像表示胸腔积液为漏出性。观察胸腔积液内部有无索状、网状超声图像形成，以及包裹、随呼吸流动等图像，可以推测胸腔积液的成因。

问题

什么是半卧位？

上半身与水平面呈 $15° \sim 30°$ 的仰卧位。

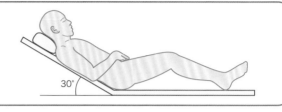

2.5 右心室负荷的判断

要点

◆ 下腔静脉塌陷指数的计算公式是"（呼气时内径 − 吸气时内径）÷ 呼气时内径"。

◆ IVC Co.I 高于 0.5 时可排除右心功能不全。

◆ IVC 内径需在下腔静脉与肝静脉合流处测量。

病例 2

患者 73 岁，男性，既往有重度吸烟史，数年前劳作时自感呼吸困难被诊断为肺气肿，2 年前开始出现低氧血症并且逐渐加重，长期吸氧治疗。患者 1 周前上呼吸道感染，解热治疗后出现全身倦怠感且食欲不振，因呼吸困难加重就诊。患者颈静脉怒张、呼气延长、下肢浮肿、呼吸音减弱，并且在呼气终末听见短促连续性高音性杂音。

在慢性呼吸系统疾病的病例中，因上呼吸道感染导致低氧血症和呼吸困难恶化的情况并不少见。同时伴随右心功能不全的情况也很多。在这样的病例中，需要同时治疗呼吸系统疾病与右心功能不全。

对在急诊科从事床旁超声的医生来说，在没有心脏专用探头时，使用能进行全身观察的凸阵和电子线阵探头也可较容易地进行下腔静脉的观察。右心功能不全的鉴别也不困难。本章基础部分图 2-3 示本病例的下腔静脉治疗前后对比。图 2-6 的纵轴是下腔静脉塌陷指数，横轴为中心静脉压，两者具有密切的相关性。箭头处的塌陷指数高于 0.5，基本可排除右心功能不全的可能性。另外，**重点** 下腔静脉随呼吸运动移动，请注意应测量下腔静脉与肝静脉合流处的血管内径作为指标（图 2-7）。

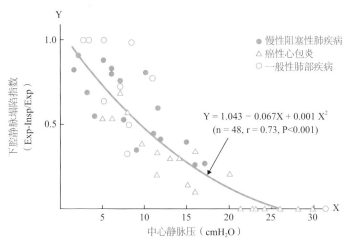

图 2-6　下腔静脉塌陷指数和中心静脉压的关系

塌陷指数 0.5 是右心负荷的标准值

（改编自文献 1）

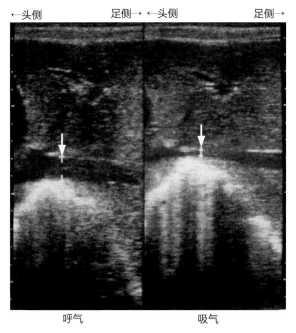

图 2-7　健康人下腔静脉的呼吸性变化

以下腔静脉与肝静脉合流处的血管内径作为测量指标

> **要点**
>
> ◆ 超声检查可用于对胸壁疼痛的诊断。
> ◆ 肋骨骨折、气胸、胸膜炎、恶性肿瘤胸壁浸润、恶性肿瘤骨转移等均为超声检查的适应证。

病例 3

患者 74 岁，男性，既往有重度吸烟史，数年前劳作时自感呼吸困难，被诊断为肺气肿。之后其并未定期随访。2 个月前患者开始自觉全身倦怠感、食欲不振，3 周前开始因左胸部疼痛贴膏药治疗，无效，几天前因胸痛行动困难就诊。患者左锁骨上窝可触及拇指大小的淋巴结，质硬、活动度差；左前第 5 肋骨周围自发痛，轻度膨隆。

对于胸痛，特别是源于胸壁的疼痛的鉴别诊断，医生应该积极引入胸部超声作为检查手段。观察胸壁时需注意，应选择使用电子线阵或凸阵探头，以观察浅表广泛区域。 🗨️**重点** 一般来说，找到蝙蝠征是获取胸膜和肺部图像的方法，但在胸壁观察时并不适用，所以应在肋间和肋骨间平行扫查。

胸痛的诊断中，气胸的识别依赖于是否可观察到肺点（将在其他章节详细讲解）、肺滑动征消失，以及平流层征等。几乎所有的胸膜炎病例都伴有胸腔积液，因此可在背侧横膈正上方观察到胸腔积液。肋骨骨折时骨皮质会看起来不连续。

图 2-8 是本病例的左前胸部的超声图像和 CT 水平断层图像，肺癌浸润胸壁是胸痛的原因。图 2-8a 可见胸膜影被完全断裂的肋骨破坏。在日本超声波医学会的官网中公开了肺癌的胸膜、胸壁浸润的超声诊断标准，本病例符合诊断标准 uP3 [①]。

另外，此前也有文献报道，肿瘤边缘的形状和呼吸性运动的移动程度对肺癌胸壁浸润与胸壁自身病变的鉴别非常重要。

---

① 诊断标准 uP3：肿瘤穿透脏胸膜，并扩散至胸壁；超声图像中壁胸膜呈现凹凸不平、不连续、肥厚；超声下观察肿瘤不随呼吸活动或活动性差。

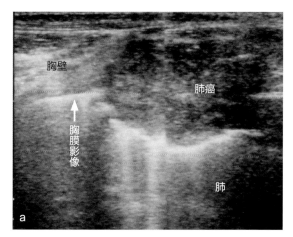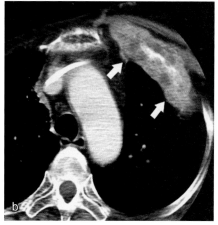

图 2-8　肺癌组织的胸壁浸润

a. 电子线阵探头在左前胸部肋间的扫查图。肺部肿瘤超过胸膜影像向胸壁软组织结构浸润。需要注意肺癌组织与肺的交界处形成的与 B 线同样的线状影。这是 B 线出现的原理之一

b. 左前胸部的 CT 水平断层图像。箭头示肺癌组织向胸壁浸润，肋骨被破坏，引起胸痛

【参考文献】

[1]　吉良枝郎，名取　博，玉城　繁，ほか：呼吸器疾患の超音波診断法 12．終わりに．日本胸部臨床 40: 993–998，1981.

[2]　檀原　高：呼吸器領域の超音波医学．克誠堂出版，2003.

[3]　檀原　高：各コンパートメント別に見た超音波断層像．『呼吸器領域の超音波医学』克誠堂出版，東京，2003，p9–108.

[4]　日本超音波医学会用語・診断基準委員会：肺癌胸膜浸潤の超音波診断基準．
https://www.jsum.or.jp/committee/diagnostic/pdf/haigan.pdf

[5]　Mathis G, ed：Chest Sonography. Springer, 2017.

[6]　Natori H, Tamaki S, Kira S: Ultrasonographic evaluation of ventilatory effect on inferior vena caval configuration. Am Rev Respir Dis 120: 421–428, 1979.

[7]　Natori H, Tamaki S, Kira S: Ultrasonographic evaluation of 427, 197 ventilatory effect on inferior vena caval configuration. Am Rev Respir Dis 120: 421–427, 1979.

[8]　Saito T, Kobayashi H, Kitamura S：Ultrasonographic approach to diagnosing chest wall tumors. Chest 94: 1271–1275, 1988.

03 呼吸管理中超声的应用（二）
用超声技术检查胸腔

山口嘉一（横滨市立大学附属医院重症治疗部）

野村岳志（东京女子医科大学重症治疗科教授、横滨市立大学大学院医学研究科麻醉学特任教授）

基础

要点

◆ （日本）对重症患者的床旁超声评价指南于 2015 年发布。

◆ 对肺部超声中脏胸膜、壁胸膜、伪影的观察十分重要。

◆ 超声检查在胸腔积液的诊断和引流中都发挥了重要作用。

◆ 相较于单纯使用 X 线检查，医生使用肺部超声检查能更迅速准确地做出气胸的诊断。

◆ ICU 中设置了在急性呼吸功能不全的鉴别中使用超声检查的系统性流程。

3.1 急性呼吸功能不全和肺部超声

　　日本在 2015 年发布了针对重症患者的床旁超声指南。肺部超声检查被强烈推荐用于气胸的诊断，以及胸腔积液的诊断和治疗。急性呼吸功能不全的系统性鉴别流程中也含肺部超声检查。Lichtenstein 等人是 BLUE（Bedside Lung Ultrasound in Emergency）方案的倡导者，根据他们的文献报道，超声检查的肺炎、心源性肺水肿、慢性阻塞性肺疾病（chronic obstructive pulmonary disease，COPD）、哮喘、肺血栓栓塞症、气胸的诊断准确率在 90% 以上（表 3-1）。

　　液体、固体和气体是完全不同的声波传播介质，大部分超声波会在不同介质的交界处被反射回去。肺中含有较多的气体，肺部超声检查时医生需要特别注意脏胸膜和壁胸膜因气体而产生的伪影。医生可通过肺部超声观察肺叶间隙是否有积液、肺部有无肺不张、有无肺实变（肺泡内空气在液体和组织中的交换情况）、有无胸腔积液，肺的含气量是否正常等鉴别急性呼吸功能不全。

表 3-1 超声检查相对于 CT 检查的诊断能力

超声检查	敏感度（%）	特异性（%）
胸腔积液	94	97
实变	90	98
间质综合征	100	100
完全性气胸	100	96
隐匿性气胸	79	100

3.2 探头的使用

在肺部超声检查中可以使用线阵、凸阵、扇形等多种探头。如果只使用 1 种探头进行检查，BLUE 方案中推荐使用微型凸阵探头。因为对胸膜的观察在气胸的检查中十分重要，高频线阵探头最为适合。在 PLAPS〔posterolateral alveolar and (or) pleural syndrome〕点处做胸腔积液检查时应使用便于深部观察的扇形和凸阵探头。

3.3 检查的位置

使用床旁超声进行快速检查时，3 处 BLUE 点（上 BLUE 点、下 BLUE 点、PLAPS 点）必须检查（图 3-1）。

3.4 通过上 BLUE 点和下 BLUE 点描记蝙蝠征
基本图像 1：蝙蝠征

探头描记出肋骨的图像，肋骨呈低回声黑色影，深部为无回声区，肋骨和肋骨间为高辉度的壁胸膜和脏胸膜。图 3-2 是肺部超声的最基本的蝙蝠征图像。

■ 肺滑动征和 Z 线的观察——能在这里观察肺部的情况吗？

得到蝙蝠征图像后接着获取高辉度的胸膜图像。正常的肺会随呼吸运动左右移动，称为肺滑动征。肺也会随心跳运动而活动，称为肺搏动征。由于肺搏动征是因心跳而出现的，所以在左肺比较容易观察到。如果能观察到肺滑动征和肺搏动征，

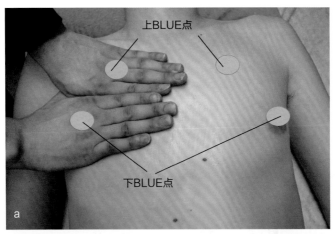

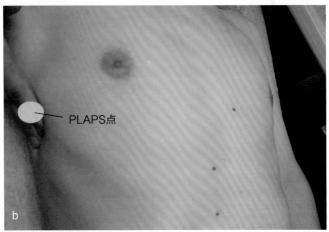

图 3-1 肺部超声的检查位置

  检查者位于被检查者右侧时，将左手小指放置于被检查者锁骨下端，小指指尖位于正中线处，两手掌贴于被检查者胸部，两示指相互紧贴，左手掌心即上 BLUE 点，右手掌心即下 BLUE 点，同理可得对侧上 BLUE 点，和下 BLUE 点（a）。经过下 BLUE 点向同侧腋后线做垂线，交点即 PLAPS 点（b）。从这个位置起向被检查者背侧移动探头可获得肺背侧的信息。另外，无法在 PLAPS 点观察到横膈时，可向被检查者足侧移动探头。医生通常向被检查者足侧移动 2 个肋间距，能观察到腹部的情况

就可以确认这里有肺组织。另外，在正常肺中能从脏胸膜观察到 Z 线（未延伸到图像下端的彗尾征伪影），没有临床意义。

■ A 线——胸膜下存在气体

胸膜深面，与胸膜几乎平行的位置的高辉度影是 A 线（图 3-2）。

陷阱 A 线并非判断肺组织是否正常的必要条件。

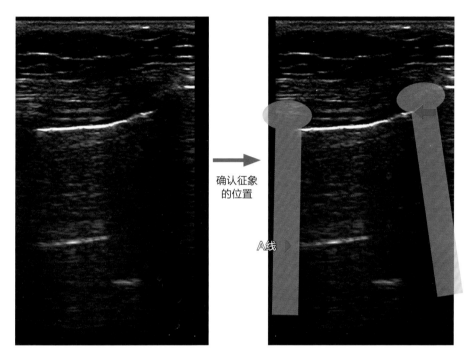

确认征象的位置

A线

图 3-2 蝙蝠征和 A 线

在图像的两侧观察到肋骨和声影（蓝色）。脏胸膜和壁胸膜呈高辉度的直线影（箭头）。皮肤到胸膜距离的 2 倍深度处为胸膜的多重反射影即 A 线（三角箭头）

A 线是脏胸膜（气胸时壁胸膜）的多重反射，可在皮肤到胸膜距离的整数倍深度的位置观察到。 **重点** A 线是位于胸膜深面的高辉度影像（健康人的 A 线显示的是脏胸膜，气胸患者的 A 线显示的是壁胸膜），表示有气体存在。

■ 海岸线征——肺滑动征的证据

肺滑动征只能通过动态图像确认。医生通过静态图像确认时应使用 M 型超声，可见脏胸膜的探头侧像海洋，肺侧像沙滩，故称海岸线征（图 3-3）。

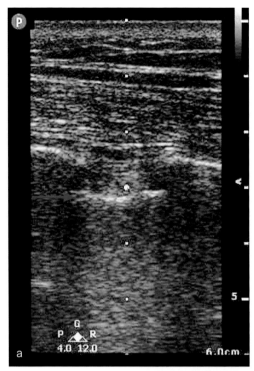

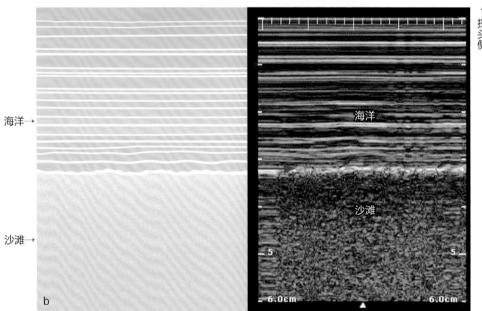

图 3-3 海岸线征

a. B 型超声下图像

b. 相同部位的 M 型超声下图像，以胸膜为界，一侧像海洋，一侧像沙滩

从下 BLUE 点向背侧延伸与腋后线的交点就是 PLAPS 点。评价胸腔积液和肺不张可在 PLAPS 点进行观察。高辉度的横膈可在腹部实质脏器（肝或脾）的头侧被描记出。横膈被高辉度描记后，在它的头侧观察到低回声区域表明有胸腔积液。在头侧描记得到的肺的图像显示出实性脏器的信号特征（图 3-4）。

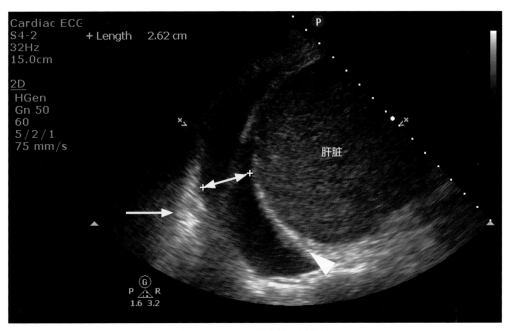

图 3-4　PLAPS 点的胸腔积液

图像右侧为肝脏。肝脏的头侧高辉度影为横膈（三角箭头）。从横膈起 2.6cm 处的低回声区可确认存在胸腔积液（双向箭头）。胸腔积液的头侧查见实性组织肺（箭头）

3.6 间质综合征（sonographic interstitial syndrome）与 B 线

在以脏胸膜为起点的彗尾征伪影里 A 线被覆盖。肺滑动征出现改变。图 3-5 中延伸到深部也未衰减的是 B 线。肋骨和肋间检查能观察到超过 3 根 B 线的情况称为肺火箭征。患者被查见数个肺火箭征时就可被认定为间质综合征（图 3-5）。间质综合征显示了肺的小叶间隔内有液体潴留的状态，这是高压性肺水肿的症状（急性心源性肺水肿、输液过量）。在血管透过性亢进引起的非高压性肺水肿［急性呼吸窘迫综合征（acute respiratory distress syndrome，ARDS）］等情况下，可观察到其他表现。

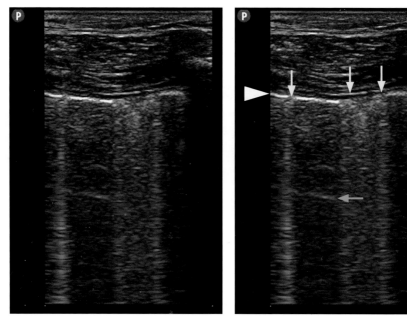

图 3-5　间质综合征

从胸膜（三角箭头）到图像下方的高辉度彗尾征为 B 线（黄色箭头）。B 线将 A 线（绿色箭头）完全覆盖

间质综合征终归只是根据超声图像做出的诊断，因此称为超声间质综合征更为恰当。

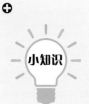

清晰描记 PLAPS 点的图像的诀窍

在 PLAPS 点无法获得清楚的横膈图像。为什么只能看到含有横膈伪影的一部分图像呢？

出现伪影的主要原因是肋骨。这时需要确认肋骨的走行。获得清晰图像的关键是探头的方向和肋骨平行。探头置于能看到肝和脾的肋间或者再往上 1 个肋间距，轻轻地向被检查者头侧和足侧倾斜以获取图像。

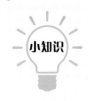

小知识

图 3-6 所示的 B 型超声图像，中央箭头所指为肋骨的伪影，无法观察到此部分的图像（图 3-6a）。

平行于肋骨走向放置探头，获得不含伪影的清晰图像（图 3-6b）。

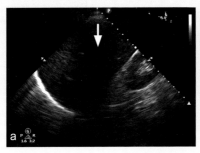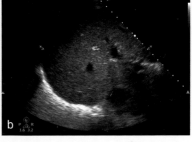

图 3-6　肋骨伪影

3.7　气胸的诊断

要点

- 观察到肺滑动征图像、肺搏动征图像、B 线图像中的任何一种图像都可以否定气胸。
- 气胸时 M 型超声检查可见平流层征。
- 找到肺点，就可以明确气胸的诊断。
- 皮下气肿可呈 E 线。

病例 1

患者女性，因溃疡性大肠炎就诊。医生对患者行中心静脉营养支持治疗，从右锁骨下静脉到中心静脉穿刺置管。穿刺由实习医生操作，2 次穿刺都未能成功插入静脉，最后由指导医生穿刺成功。实习医生用胸部 X 线摄影确认中心静脉导管位置正确。1 小时后患者诉呼吸困难，穿刺侧肺呼吸音减弱。

■ 胸部 X 线检查较听诊能更加迅速准确地诊断气胸

对气胸的诊断，胸部 X 线检查（chest X-ray，CXR）敏感度为 50.2%、特异性为 99.4%，肺部超声的敏感度可达 90.9%，特异性可达 98.2%。因此，美国重症医学会的指南指出，诊断气胸时应使用肺部超声代替 CXR。换句话说，强烈推荐在CXR 和体格检查后追加肺部超声检查。

如果在壁胸膜的下方能观察到任何一种提示脏胸膜存在的征象（肺滑动征、肺搏动征、B 线）就可以排除气胸。若肺滑动征存在，M 型超声观察可见海岸线征；若肺滑动征不存在，则只能看到平流层征（图 3-7）。

肺滑动征、肺搏动征、B 线都探查不到，怀疑肺气肿时，医生可以在患者后背观察肺点是否存在（图 3-8），如果能找到肺点则可确诊气胸。肺点由吸气时肺膨隆产生，可从体表观察到。

Ⅲ度气胸和张力性气胸等可引起显著的肺塌陷。皮下气肿在肺部超声中呈 E 线。气胸的特征是虽然能观察到与 B 线类似的彗尾征，但这个彗尾征是由软组织的反射产生，而非脏胸膜的反射。大量皮下气肿时，因为 E 线干扰，观察胸膜变得困难。

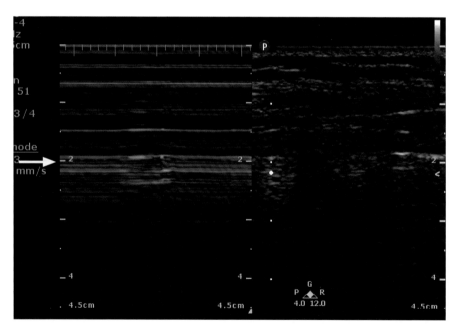

图 3-7　气胸时的 M 型超声

右侧是 B 型超声图像，左侧是 M 型超声图像。气胸部位在 B 型超声图像中未见肺滑动征。在 M 型超声图像中，以胸膜（箭头）为界的深面和浅表部分都只可见到相同的直线，箭头处为胸膜的线状影

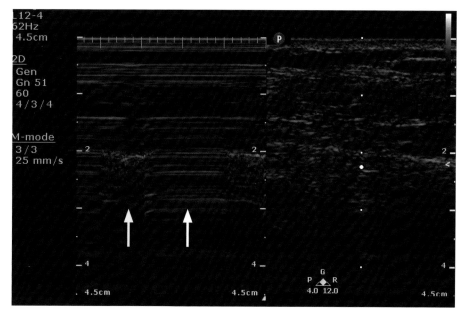

图 3-8　肺点

左侧的 M 型超声图像可观察到海岸线征（黄色箭头）和平流层征（白色箭头）。观察右侧的 B 型超声图像可确认肺可随呼吸运动而活动和活动受限的部位

确认肺搏动征时的 M 型超声图像（作者在屏住呼吸时的左肺）

黄色箭头所示部位随心脏搏动而活动，肺的状态只能通过观察肺的搏动征来判断。能观察到肺搏动征就可以排除气胸，因此希望大家能注意观察 M 型超声图像。

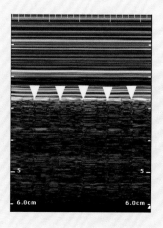

病例 2

患者 68 岁，男性，因心绞痛和二尖瓣关闭不全行冠状动脉搭桥和二尖瓣置换术。医生考虑术中未开胸，未插入胸腔引流管。术后，患者 P/F 值为 150 且血氧饱和度较低。CXR 见左肺野弥漫性透过性降低。横膈和降主动脉的边缘掩盖征均为阳性。超声检查发现左胸胸腔积液，医生考虑生理盐水等液体从胸膜损伤部位流入胸腔内，随后行左胸腔插管进行引流。

■ 胸腔积液和影像诊断

胸部 CT 能检测出 10ml 以下的胸腔积液，站立位 CXR 不容易看清肋膈角（costophrenic angle，CPA）时，表明存在 75 ~ 175ml 的胸腔积液。进行人工呼吸的患者只能进行仰卧位 CXR，不容易观察到 CPA 的钝化，因而较难发现胸腔积液。

根据文献报道，用 CT 结果来检验超声结果时，发现超声检查的诊断精确度可达 100%。美国重症医学会的指南也强烈推荐对体格检查异常和 CXR 检查异常的患者追加超声检查。另外，相较于标记法，更推荐使用超声法定位胸腔穿刺的位置。

■ 胸腔积液的观察和超声图像

行肺部超声检查时，液体因为重力原因贴近地面方向，气体向上聚集，所以头高脚低位有利于观察胸腔积液。

描记蝙蝠征后，在上、下 BLUE 点观察胸腔积液时，可在 Merlin 空间（肋骨、脏胸膜、壁胸膜之间的空间）观察到四方征（图 3-9）。四方征是肋骨的声影、脏胸膜、壁胸膜围成的四边形的无回声区。M 型超声观察时，随着呼吸运动，脏胸膜靠近壁胸膜，能观察到正弦征。在 PLAPS 点（下 BLUE 点和腋后线交点）观察时，将探头方向与肋骨平行，就能避免肋骨伪影的干扰，得到清晰的图像。找到横膈高回声影像后，在头侧可描记出塌陷的肺部。通常情况下无法越过胸腔观察到椎体，如果有胸腔积液介导则不然，这被称为脊柱征（图 3-10）。

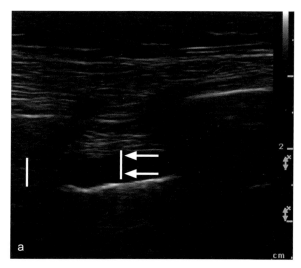

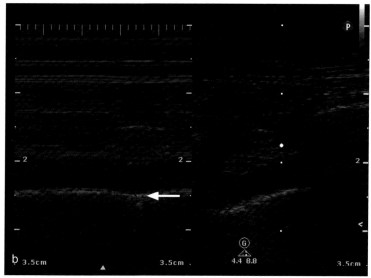

图 3-9　四方征和正弦征

　　B 型超声描记蝙蝠征，壁胸膜（上箭头）、脏胸膜（下箭头）及两侧肋骨的伪影（白线）围成的四边形（四方征）为胸腔积液（a）。用 M 型超声（左图所示）能观察到因呼吸运动形成 S 形变化的脏胸膜（白色箭头，正弦征）（b）

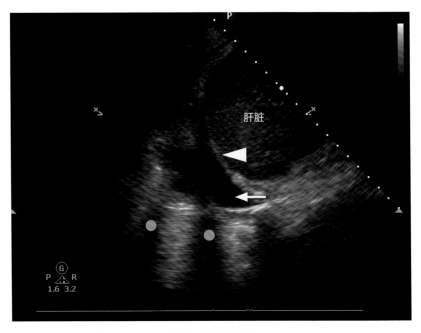

图 3-10　脊柱征

B 型超声图像。在 PLAPS 点进行观察，三角箭头的前端是横膈，它的头侧（左侧）为胸腔积液（箭头所指的低回声区）。存在胸腔积液时，在横膈的头侧能观察到椎体（●），为椎体征

肺部超声和心脏超声结合考虑

医生可通过肺部超声获取间质综合征图像来判断肺水肿。有文献指出，管理重症患者时，将心脏超声图像和肺部超声图像相结合，能提高肺水肿的诊断准确率。

将肺部超声和心脏超声等相结合以诊断休克的病理生理，并进行系统评估的方法称为 RUSH 方案，在制订输液方案时则称为 FALLS 方案。

■ 肺部超声和胸腔积液的量的关系

患者头部抬高 15° 卧位，吸气终末时在肺底部、腋后线测量脏胸膜和壁胸膜间距离。胸腔积液的量的推测公式为"胸腔积液的量（ml）= 20 × 脏胸膜和壁胸膜间距离（mm）"。

3.9　间质综合征

要点

- ◆ 在急性心源性肺水肿和急性呼吸窘迫综合征中可识别到间质综合征。
- ◆ 肺滑动征和间质综合征通常伴有的 A 线，一般伴随急性肺水肿出现。
- ◆ 间质综合征的分布、胸膜肥厚、胸膜变性对于急性肺水肿和 ARDS 的鉴别诊断非常有用。

病例 3

　　患者 78 岁，男性，夜间突然出现严重的呼吸困难，遂联系急救。急救医生测量患者血压 200/100mmHg、心率 100 次 / 分、SpO$_2$ 88%，呼吸频率 28 次 / 分。12 导联心电图显示为窦性心动过速。患者坐位时呼吸改善。CXR 两侧见蝴蝶征，但无法确定是否存在胸腔积液。

■ 多发 B 线时考虑间质综合征

　　本病例在肺部超声检查中能在两侧的上 BLUE 点和下 BLUE 点观察到多条 B 线。在 PLAPS 点无法观察到胸腔积液。结合心脏超声检查，根据急性心功能不全临床病案分级（CSI 高血压引起的急性心源性肺水肿），患者被诊断为急性心功能不全引起的急性呼吸功能不全（表 3-2）。

　　肺炎和急性心源性肺水肿的鉴别需要根据 CXR、CT 检查、心脏超声检查、体格检查及生化检查综合判断。二者在肺部超声检查中都能见到多发 B 线（在一视野中出现 3 根以上 B 线）。

　　肺部超声检查观察多发 B 线的分布对于二者的鉴别很重要。急性心源性肺水肿时，只出现单侧肺水肿的可能性较低。另外，通过观察胸前部的影像诊断肺实变比较困难。因此单侧多发 B 线提示胸膜变性、肥厚伴随的肺炎可能性较高（图 3-11，表 3-3）。

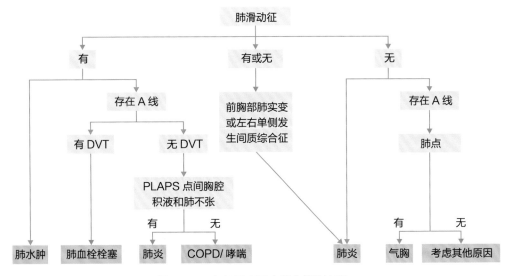

图 3-11 参考 BLUE 方案的简化流程

DVT—深静脉血栓；COPD—慢性阻塞性肺疾病

表 3-2 急性心功能不全临床病案（CS）分级

CS1	收缩期血压 >140mmHg
CS2	收缩期血压 100 ~ 140mmHg
CS3	收缩期血压 <100mmHg
CS4	急性冠状动脉综合征
CS5	右心功能不全

表 3-3 急性心源性肺水肿和 ARDS 的鉴别

	ARDS(%)	急性心源性肺水肿 (%)	P 值
间质综合征	100	100	Ns
胸膜变性	100	25	<0.0001
肺滑动征	100	0	< 0.0001
肺岛消失、减弱	100	0	< 0.0001
实变	83	0	< 0.0001
胸腔积液	66	95	< 0.004
肺搏动征	50	0	< 0.0001

根据参考文献 10 修改后引用。

各超声影像在急性心源性肺水肿和 ARDS 中的发生比例。

急性心源性肺水肿可在多部位发现多发 B 线。

肺滑动征的消失在肺实变中较少见。

ARDS—急性呼吸窘迫综合征。

■ 结合解剖学

气管反复分支形成终末细支气管。终末细支气管的每一支又分支形成小叶构造（图 3-12）。气管和肺动脉伴行直至终末支气管。二级小叶的间隙称为小叶间隔（广义的间质）。肺静脉和淋巴管交通。急性肺水肿时，左心房压升高，小叶间隔因积液而增厚。空气和积液的分界线即超声检查中的 B 线，也就是 CXR 中有名的 KerleyB 线。

成人小叶间隔的壁间距为 7mm。因此，B 线的间隔大约为 7mm，又被称作 B7 线。许多文献报道，观察到小叶间隔的壁增厚则间质性肺水肿的可能性很大。还可能观察到 B 线的间隔为 3mm，称作 B3 线。肺泡性肺水肿（肺动脉楔压高于 25mmHg）或肺炎的情况下能够观察到毛玻璃样阴影。

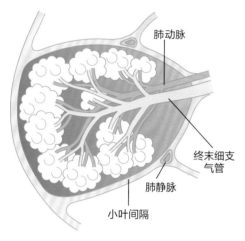

图 3-12　终末细支气管和肺的二级小叶

（根据参考文献 8 修改后引用）

关于间质综合征

急性期肺部超声检查在引入日本之际，对于 "interstitial syndrome" 没有合适的日文用语，因此使用了"间质综合征"，正如前文所说，这个术语与从前的同名概念不一样。

未来间质综合征有被改为超声间质综合征的趋势，但要找到更加合适的日文术语比较困难。

【参考文献】

[1]　山口嘉一：ドクターはここを見る！判断のポイントがわかる！胸部 X 線写真の見かた（mission 7）血管内ボリュームは多いの？ 少ないの？ どこを見る？ 呼吸器ケア 12：1191–1198，2014.

[2]　Frankel HL, Kirkpatrick AW, Elbarbary M, et al：Guidelines for the Appropriate Use of Bedside General and Cardiac Ultrasonography in the Evaluation of Critically Ill Patients-Part I: General Ultrasonography. Crit Care Med 43：2479–2502, 2015.

[3]　Lichtenstein DA：BLUE-protocol and FALLS-protocol：two applications of lung ultrasound

in the critically ill. Chest 147: 1659–1670, 2015.

[4] Lichtenstein DA, Meziere GA: Relevance of lung ultrasound in the diagnosis of acute respiratory failure: the BLUE protocol. Chest 134: 117–1125, 2008.

[5] Alrajhi K, Woo MY, Vaillancourt C: Test characteristics of ultrasonography for the detection of pneumothorax: a systematic review and meta-analysis. Chest 141: 703–708, 2012.

[6] Xirouchaki N, Magkanas E, Vaporidi K, et al: Lung ultrasound in critically ill patients: comparison with bedside chest radiography. Intensive Care Med 37: 1488–1493, 2011.

[7] Frankel HL, Kirkpatrick AW, Elbarbary M, et al: Guidelines for the Appropriate Use of Bedside General and Cardiac Ultrasonography in the Evaluation of Critically Ill Patients-Part I: General Ultrasonography. Crit Care Med 43: 2479–2502, 2015.

[8] Balik M, Plasil P, Waldauf P, et al: Ultrasound estimation of volume of pleural fluid in mechanically ventilated patients. Intensive Care Med 32: 318–321, 2006.

[9] Laursen CB, Sloth E, Lambrechtsen J, et al: Focused sonography of the heart, lungs, and deep veins identifies missed life-threatening conditions in admitted patients with acute respiratory symptoms. Chest 144: 1868–1375, 2013.

[10] Perera P, Mailhot T, Riley D, Mandavia D: The RUSH Exam 2012: Rapid Ultrasound in Shock in the Evaluation of the Critically Ill Patient. Ultrasound Clinics 7: 255–278, 2012.

[11] Lichtenstein D: FALLS-protocol: lung ultrasound in hemodynamic assessment of shock. Heart Lung Vessel 5: 142–147, 2013.

[12] Mebazaa A, Gheorghiade M, Pina IL, et al: Practical recommendations for prehospital and early in-hospital management of patients presenting with acute heart failure syndromes. Crit Care Med 36: S129–139, 2008.

[13 Lichtenstein DA, Meziere GA: Relevance of lung ultrasound in the diagnosis of acute respiratory failure: the BLUE protocol. Chest 134: 117–125, 2008.

[14] Copetti R, Soldati G, Copetti P: Chest sonography: a useful tool to differentiate acute cardiogenic pulmonary edema from acute respiratory distress syndrome. Cardiovasc Ultrasound 6: 16, 2008.

[15] Lichtenstein DA, Meziere GA, Lagoueyte JF, et al: A-lines and B-lines: lung ultrasound as a bedside tool for predicting pulmonary artery occlusion pressure in the critically ill. Chest 136: 1014–1020, 2009.

04 循环系统管理中心脏超声的应用
使用超声观察心脏搏动中的力学表现

山田博胤（德岛大学医学部临床教授、德岛大学医院超声中心副主任）

山田博胤（德岛大学医学部临床教授、德岛大学医院超声中心副主任）

基础

> **要点**
> ◆ 床旁心脏超声检查（FoCUS）和在检查室进行心脏超声检查（全面检查）不一样。
> ◆ 欧美国家和地区在相关指南里写入了 FoCUS，并且逐渐积累了很多相关经验。
> ◆ 基础 FoCUS 为了把握血液循环状态，从 3 个声窗获得 5 个基本切面图像。
> ◆ 基础 FoCUS 的目标是：①评价心包积液 / 心脏压塞的有无；②评价左、右心室的大小和收缩功能；③评价血管容积。

4.1 什么是床旁心脏超声检查

心脏超声检查是循环系统疾病诊疗中不可或缺的诊断手段。1954 年 Edler 等医生开始将其应用于临床，心脏超声检查的诊断能力不断提高，为了提升其在临床的有效性，学界建立了多种多样的心脏超声指标。同时，为了对各项指标做出迅速而正确的评估，各种各样运用了众多工学技术的高性能超声仪器相继面市。随之而来的是心脏超声诊断专业领域的蓬勃发展。心脏超声检查任务的承担者从医生转变为临床检查技师。在专门的检查室做系统性多指标的量化检查（全面检查）时，心脏超声检查是心血管专家们认为必须要进行的检查。

另一方面，💬**重点** 电池驱动的小型廉价便携式超声仪被开发和普及。在急诊科及住院患者病情突然变化时，相较于前面介绍的高端超声仪器，便携式超声仪启动更加迅速，在使用的便利性上有很大的优势。在这种紧急状态中，急需进行的检查项目一般比较固定，只有在这时能够为临床诊断提供肯定或否定的答案，超声检查才能发挥其真正的价值。近年来，这成为便携式超声仪众所周知的优势，随着高性能的便携式超声仪的面市，除循环系统科室或者急诊科外，需要心脏超声检查的一般的临床科室也开始配备不同于大型系统超声的、只用于心脏超声检查的FoCUS。

FoCUS与全面检查时的心脏超声是完全不同的技术。它是一种针对一定症状的患者，用有限的心脏超声图像来判断患者是否处于危急状态的工具。💬**重点** 基础FoCUS的目标是：①评估心包积液/心脏压塞的有无；②评估左、右心室的大小和收缩功能；③评估血管容积。行FoCUS检查时，医生需要将所得信息与其他临床表现相结合后做出判断并制订治疗方案。单凭FoCUS并不能明确血液循环动态异常的病因，当FoCUS发现异常后，仍需进行常规的心脏超声检查。与在专门的检查室使用高端心脏超声检查仪进行全面检查相比，FoCUS受检查环境、患者状态和时间的制约，且大多数便携式超声仪并非高性能的仪器，故FoCUS的检查还存在许多局限性。

4.2 设备、探头的使用和设定

如前所述，从大型的高性能的高端超声仪器到小型功能有限的便携式超声仪，再到处于二者之间的中型超声诊断设备，设备的选择非常多。

并非一定要使用FoCUS，在条件允许的情况下完全可以使用高端超声仪器，但在紧急情况下，能够迅速启动的便携式超声仪为首选。不管是哪种设备，💬**重点** 心脏超声检查时原则上应使用扇形探头。成年患者使用2～3MHz，儿童用5MHz，婴幼儿用约7MHz的中心频率的探头。凸阵探头也可以用于观察心脏，但腹部超声帧频设置较低，需要将帧频调整到30fps以上。心脏超声检查专用的微型凸阵探头便携式仪器市面上也有销售。

本章将身体头侧方向作为12点方向对探头标志进行说明（图4-1）。另外，插图中的左右是指患者的左侧及右侧。

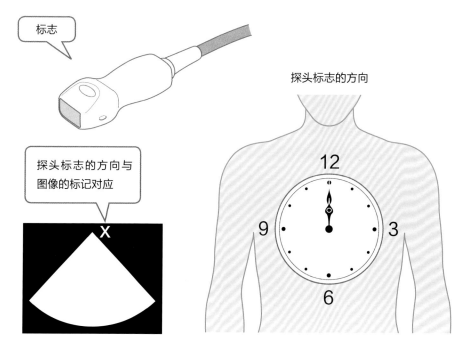

图 4-1　探头标志和图像标记

　　每种品牌的探头都有标志，与图像里的标记对应。心脏超声检查中，通常初期令标记出现在图像的右边，探头标志的方向也朝向图像右侧。在本项检查中，按照右图的时钟方向来说明探头标志的方向。图像的标记也称作指示器

心脏超声检查的声窗

　　超声波无法透过肋骨和肺，因此超声检查能够观察到心脏的部位，称为声窗。图 4-2 示几个代表性的声窗。一般来说，FoCUS 中有 3 个声窗：①剑突下；②胸骨旁；③心尖部。

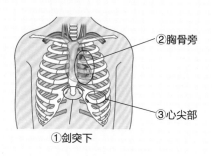

图 4-2　代表性的声窗

探头标志朝向 12 点方向，将探头放置于剑突下，就能观察到腹主动脉或下腔静脉。扫查到主动脉后，探头往 3 点方向倾斜（声束朝向右侧腹部），此时能看到上下腔静脉，向 9 点方向倾斜（声束朝向左侧腹部），能看到腹主动脉。

初学者在观察时有可能混淆下腔静脉和腹主动脉，先定位主动脉就能避免这种错误。下腔静脉的定位有 3 点需要注意：①下腔静脉朝右心房开口；②肝静脉与之合流；③无搏动，其内径随呼吸运动改变。在这个切面，可以观察到下腔静脉内径大小是否随呼吸运动改变（图 4-3）。

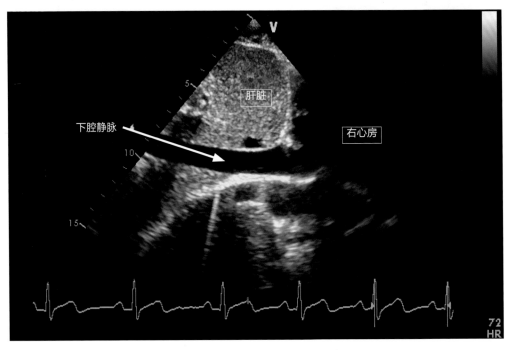

图 4-3　剑突下声窗观察下腔静脉纵切面

下腔静脉内径低于 15mm，若内径随呼吸运动改变，则排除中心静脉压上升，可鉴别无法判断是否为心功能不全的下肢浮肿。反之，下腔静脉内径超过 15mm，横切面呈圆形，内径随呼吸的变化消失，则提示右心房压力显著上升，可考虑容量负荷过重引起的心力衰竭。如果下腔静脉塌陷，则提示血管内容量不足

　　探头标志朝向 3 点方向，探头放置于剑突下，声束朝患者左肩倾斜。这个断面能评估：①左、右心室的大小和收缩功能；②是否存在心包积液、心脏压塞；③如果使用彩色多普勒超声检查，还能确认二尖瓣反流和三尖瓣反流的情况（图 4-4）。后面将要提到的胸骨旁声窗和心尖部声窗观察困难时可使用本声窗观察。

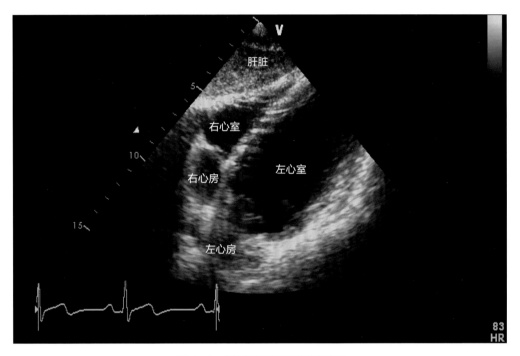

图 4-4　剑突下声窗观察四腔断面

　　四腔断面主要用于评价左、右心室的大小以及左心室壁的活动能力。急性期的患者状态不稳定，左侧卧位困难，如果患者采用仰卧位，医生不易从胸骨旁和心尖部声窗获取完整的心脏图像。慢性阻塞性肺疾病患者或进行人工呼吸的患者，也可采用从剑突下观察的方法。一般在全面检查需探查房间隔缺损等特殊项目时观察特定的切面，心肺复苏和外伤急性期诊疗时则推荐使用剑突下声窗

将探头的标志朝向 11 点方向，将探头放置于第 3、第 4 肋间胸骨左缘，注意根据以下要点对探头微调（图 4-5）。

（1）二尖瓣一般出现在图像的中央。

（2）能观察到二尖瓣和主动脉瓣的开放和关闭活动（切面从主动脉瓣和二尖瓣的瓣环中心通过）。

（3）左心室在收缩末期内径最大。

（4）旋转探头以便在长轴方向能观察到左心室最长的位置。

（5）室间隔的右心室侧心内膜面和主动脉前方高度几乎一致。

（6）腱索和乳头肌不能被描记。

心脏超声检查的基本断面可确认以下内容：①左、右心室的大小和左心室收缩力；②是否存在心包积液、左胸胸腔积液；③观察二尖瓣和主动脉瓣的开放情况、有无赘生物；④彩色多普勒超声检查还可确认二尖瓣和主动脉瓣的反流情况。

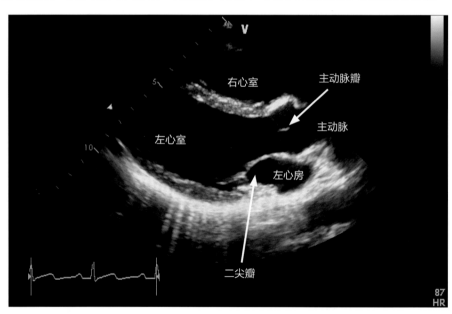

图 4-5　基本图像 3：胸骨旁声窗观察左心室长轴切面

左心室长轴切面是心脏超声检查最基本的切面，能观察到左心室、左心房、二尖瓣、主动脉瓣、右心室。心包积液、左胸胸腔积液也能在此切面被观察到。描记本切面时，往上 1 个肋间距的声窗可观察到升主动脉，往下一个肋间距的声窗能观察到离心尖部较近的左心室。另外，在获取本切面时，探头朝 5 点方向倾斜（声束朝向 11 点方向）可获取右心室流入通道的切面；将探头朝 11 点方向倾斜（声束朝向 5 点方向）可获得右心室流出通道的切面

基本图像4：胸骨旁声窗观察乳头肌水平左心室短轴切面

描记到左心室长轴切面后，使左心室乳头肌位于图像中央，探头顺时针旋转90°，左心室变为圆形，就能获得前后乳头肌均等的切面图像（图4-6）。探头的标志朝向2点方向，该切面能观察：①左心室、右心室的大小和收缩力情况；②心包积液、心脏压塞的有无。该切面尤其适合评估急性肺血栓栓塞引起的右心室扩大，在临床上，常常用该切面来观察左心室局部室壁的运动有无异常及运动范围等，但室壁的异常程度和范围的正确判断还需要结合其他切面综合评价，医生需要积累大量的经验才能灵活运用。

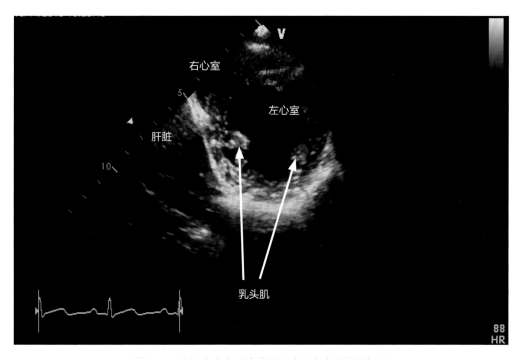

图4-6　胸骨旁声窗观察乳头肌水平左心室短轴切面

此切面用于评价左、右心室的大小，二者的平衡，左心室壁的运动。左心室收缩力通过目测左室射血分数进行评价。在乳头肌水平左心室短轴切面，将探头朝5点方向倾斜（声束朝向11点方向）能观察到腱索水平→二尖瓣水平→主动脉瓣水平的左心室短轴切面。反之，将探头朝11点方向倾斜（声束朝向5点方向）能观察到心尖部水平的左心室短轴切面

探头的标志朝向 3 点方向，探头放置于心尖搏动最强点或者稍外侧下方，在心电图电极 V5 导联附近。这是能获取的左心室和右心室最大最长的断面。此断面能观察：①左、右心室的大小、收缩力和平衡；②使用彩色多普勒超声检查能确认二尖瓣和三尖瓣的反流情况（图 4-7）。结合胸骨旁声窗的左心室短轴切面，医生可目测左室射血分数。

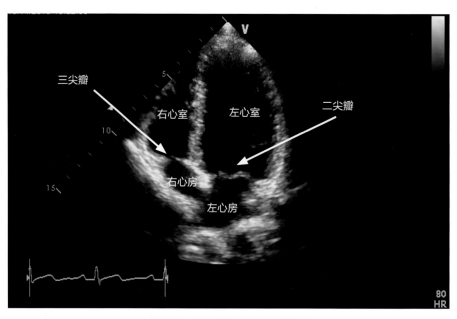

图 4-7 心尖部声窗观察四腔断面

该切面可评估左、右心室的大小及心室壁运动功能，也能观察二尖瓣、三尖瓣。在此断面将探头逆时针方向旋转能获得二腔断面，再旋转可获得三腔断面（左心室长轴切面）。反之，顺时针方向旋转能获取五腔断面。评价左心室收缩力、左心室局部心室壁运动是否异常，以及利用彩色多普勒超声检查评估重度瓣膜症时，可采用心尖部声窗

 下腔静脉扩张

　　年轻人、运动员，以及慢性心房颤动、慢性三尖瓣反流、人工呼吸等患者，中心静脉压无升高也可出现下腔静脉内径大于 15mm 的情况。另外，在纵切面观察时，也可以描记到一般横切面才能描记到的椭圆形的下腔静脉的长径，这可能造成内径被过大评估，因此采用横切面的短轴径进行评估更好。确认下腔静脉的内径有无呼吸性变化时，让患者做出用鼻子闻气味的动作，如果内径 50% 以上塌陷则可看作内径随呼吸运动变化。

问 题

什么是目测射血分数？

心脏超声检查的全面检查时，在心尖部声窗的四腔断面和二腔断面，用手测量心脏舒张末期和收缩末期的左心室内腔，再根据 Disk 法算出左心室舒张末期容积和左心室收缩末期容积，最后算出左室射血分数。而 FoCUS 能从不同切面获得目测左室射血分数。通常，以 10% 作为评估单位，40% ~ 50% 为轻度低下，30% 以下为重度低下。

小知识

心脏超声检查的方法

惯用右手的检查者，将仪器放于患者头侧，检查者坐在患者右侧抱住患者（怀抱式）（图 4-8a）；也可将仪器置于患者足侧，检查者坐在患者左侧，与患者面对面（对面式）（图 4-8b）。另外，装置放于患者头侧时，检查者左手握着探头右手操作键盘，称为左手扫查（图 4-8c）。希望各位能够习惯在任何情况下进行床旁心脏超声检查。

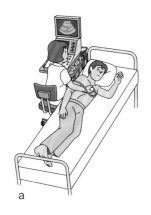
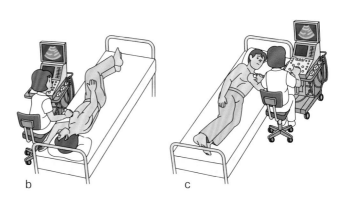

a b c

图 4-8 超声仪器和检查者的位置

a. 怀抱式
b. 对面式
c. 左手扫查

4.8 心脏压塞的诊断

> **要点**
>
> ◆ 梗阻性休克的原因之一是心脏压塞。
> ◆ 确认出现心包积液和右心室塌陷可做出心脏压塞的诊断。
> ◆ 心包积液的量与心脏压塞的症状轻重无关。

病例 1

患者 61 岁，女性，两侧乳腺癌手术后，行放射治疗。术后随访胸部 CT 检查发现心包积液和胸腔积液，遂到循环系统科室就诊。患者心率 92 次 / 分，血压 90/62mmHg。患者最近自感精神不佳，剑突下不适，心悸，头晕。为了解导致症状的病因进行心脏超声检查。

心包积液或者血液潴留会引起心室内压升高。右心室舒张受限，导致右心室舒张末期容积减少，一次泵血量低下。于是心脏产生代偿性心率增加，进一步导致泵血量减少，发生梗阻性休克。此为心脏压塞的发病机制。**重点** 心包穿刺过迟会发生心脏停搏，导致医生无法挽救生命，故心脏压塞属于紧急程度很高的疾病。

心室内压升高时，心脏超声首先能观察到收缩期右心房塌陷。右心房塌陷但尚未引起心脏压塞的情况也很常见。若心室内压进一步上升，能观察到舒张早期右心室塌陷。这一现象对于心脏压塞的诊断敏感度为 60% ～ 90%，特异性为 95% ～ 100%（图 4-9）。

出现心包积液的原因有心功能不全、心内膜炎（感染、心肌梗死、肿瘤等引起）、肾功能不全、低蛋白血症、甲状腺功能低下等。如果是血液潴留，则可能的原因是心脏破裂（心肌梗死、医源性原因引起）、升主动脉夹层、外伤等。

重点 肿瘤和甲状腺功能低下引起的心包积液是缓慢增多的，即便达到 1L 也无心室内压上升的症状，绝大多数不发生心脏压塞。在进行导管置入时发生医源性心脏破裂、心肌梗死后心脏破裂或主动脉夹层伴心包积液，则心包积液发展迅速、即使少量的积液也可能引起心脏压塞。

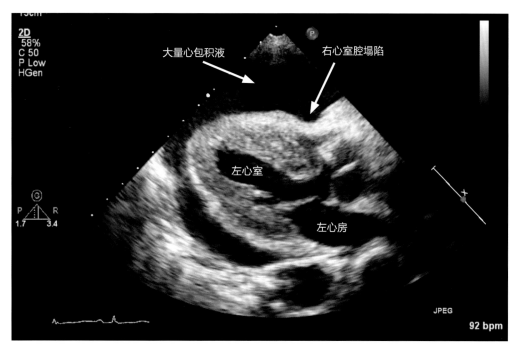

图 4-9 心脏压塞的心脏超声图像

全周期都能观察到大量心包积液，心脏呈钟摆样运动，左心室收缩力不受影响。右心室在舒张早期出现凹陷，发生右心室塌陷。患者虽未达休克状态，但被诊断为心脏压塞，需进行心包穿刺治疗

4.9 心功能不全的诊断

要点

◆ 患者出现呼吸不畅、劳力性呼吸困难等症状，心脏超声检查观察到下腔静脉扩张、下腔静脉内径呼吸性变化消失、左心室扩大和目测左室射血分数低下，则怀疑左心功能不全。

◆ 即使目测左室射血分数正常也不能排除心功能不全。

◆ 下腔静脉扩张且呼吸性变化消失则考虑为循环血量过多（或称为中心静脉压升高）。

◆ 下腔静脉塌陷疑为循环血量减少（脱水、出血等）。

　　要了解心功能不全患者的血液循环动态时，心脏超声、多普勒超声检查能发挥巨大作用。床旁超声无法对血液循环动态进行详细评价。怀疑患者为左心功能不全时，可用床旁超声确认循环血量、左心室有无肥大和扩大，以及左心室能否正常收缩（图 4-10）。

　　🗨**重点** 根据下腔静脉的内径和其有无呼吸性变化来判断循环血量。正常的下腔静脉内径为 15mm 左右，下腔静脉内径为 15mm 以上且呼吸性变化减弱，表明血管容量负荷增加，中心静脉压显著上升。反之下腔静脉内径小于 10mm 且有塌陷的情况时，则表明脱水或出血引起中心静脉压显著下降。

　　左心室收缩力能通过目测左室射血分数来评估。目测左室射血分数的正常值为 55% ~ 70%，50% 以下提示左心室收缩力低下，30% 以下提示左心室收缩力重度低下。但目测左室射血分数正常也不能完全排除心功能不全，因为有一种心功能不全称为射血分数保留性心力衰竭，在高血压患者和高龄女性患者中常见。目测左室射血分数正常的心功能不全患者一般存在左心室肥大。

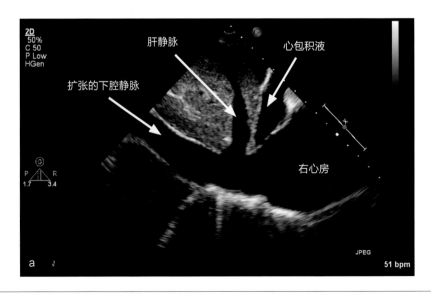

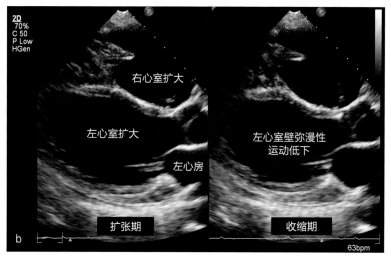

图 4-10　淤血性心功能不全超声图像

　　a. 剑突下声窗，下腔静脉纵切面。下腔静脉扩张，内径超过 2cm 且呼吸性
变化减弱，提示该患者循环血量过多，中心静脉压升高。右心房和肝脏之间无
回声区为心包积液

　　b. 胸骨旁声窗，左心室长轴切面。左心室、右心室显著扩大，左心室壁的运
动重度低下。目测左室射血分数在 20% 以下，诊断为重度左心室收缩功能不全。
结合下腔静脉扩张的表现，诊断为伴随容量负荷增加的左室射血分数低下的心功
能不全。因此采用使用利尿药进行减负荷治疗，必要时使用强心针的治疗方案

4.10　右心室扩大的诊断

> **要点**
>
> ◆　目测右心室与左心室大小的差别。
>
> ◆　室间隔偏移、左心室变形是肺动脉高压的表现。
>
> ◆　右心室扩大者、肺动脉高压者通常存在各种基础疾病。

病例 3

　　患者 54 岁，女性，胫骨骨折入院治疗中。术后第 3 日晚，主诉胸闷，血氧
饱和度低至 80%。循环内科会诊后，胸部 X 线检查未发现异常。因患者左下肢
被石膏固定，下肢静脉超声检查未能观察到静脉，医生遂行床旁心脏超声检查。
同时，血液检查发现 D－二聚体升高至 20μg/ml。

右心室大小的评估通过目测其与左心室大小的差别而进行。一般观察左心室短轴切面（四腔断面），舒张末期右心室为左心室的 2/3 大小时为正常；右心室大于左心室 2/3 时，判断为右心室扩大；右心室大于左心室时判断为重度扩大。肺血栓栓塞时，右心室扩大伴随肺动脉高压，引起室间隔偏移，左心室变得扁平（D 形）。肺动脉高压进一步加重时，左心室呈月牙形。 ● 重点 轻症的肺血栓栓塞并不伴随这样的心室形态变化，所以无法观察到右心室扩大和左心室的倾斜，但并不能因此排除肺血栓栓塞。

急性肺血栓栓塞时，右心室心尖部的室壁运动不变，右心室游离壁运动低下（McConnell 征）。出现这个征象即可诊断为急性肺血栓栓塞，敏感度为 77%，特异性为 94%。

● 重点 肺动脉高压、瓣膜症、分流性疾病、右心室梗死、心肌病、先天性心脏病等都是右心室扩大的基础疾病。肺动脉高压也分为肺血栓栓塞性肺动脉高压、动脉性肺动脉高压、左心功能不全的继发性肺动脉高压、肺实质性肺动脉高压等与右心室扩大的基础疾病相关的分支。原因不明的右心室扩大也应当进行心脏超声检查并结合其他各种检查进行诊断、治疗（图 4-11）。

陷阱　仅扫查四腔断面进行评估时，有可能遗漏右心室扩大，因为没有获取右心室最大面积的切面。因此，怀疑右心室扩大时，建议扫查左心室短轴切面以确认。

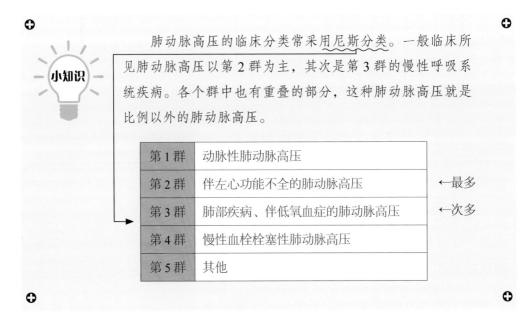

小知识　肺动脉高压的临床分类常采用尼斯分类。一般临床所见肺动脉高压以第 2 群为主，其次是第 3 群的慢性呼吸系统疾病。各个群中也有重叠的部分，这种肺动脉高压就是比例以外的肺动脉高压。

第 1 群	动脉性肺动脉高压	
第 2 群	伴左心功能不全的肺动脉高压	←最多
第 3 群	肺部疾病、伴低氧血症的肺动脉高压	←次多
第 4 群	慢性血栓栓塞性肺动脉高压	
第 5 群	其他	

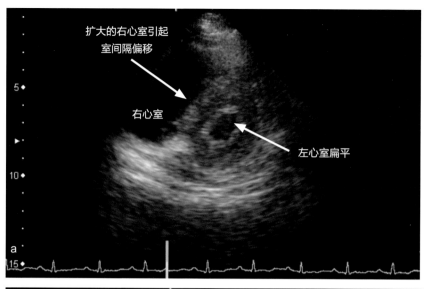

扩大的右心室引起
室间隔偏移

右心室

左心室扁平

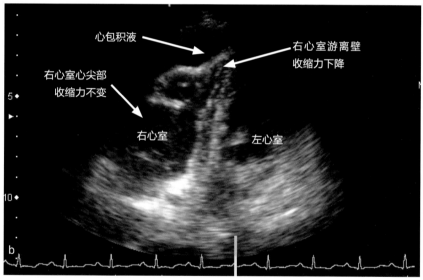

心包积液

右心室游离壁
收缩力下降

右心室心尖部
收缩力不变

右心室

左心室

图 4-11　急性肺血栓栓塞的心脏超声图像

　　a. 胸骨旁声窗，左心室短轴切面。右心室扩大，室间隔往左心室侧偏移，左心室变得扁平，怀疑右心室压力显著升高

　　b. 心尖部声窗，四腔断面。右心室扩大，右心室心尖部的收缩力不变，但右心室游离壁的收缩力低下，有心包积液。骨折治疗后，D-二聚体升高，怀疑急性肺血栓栓塞。CT 造影检查确认两侧肺动脉和左腘静脉血栓形成，立即进行抗凝治疗

问题

左室射血分数正常也有可能是心功能不全吗？

　　最近，急诊科就诊的急性心功能不全患者中，40% ~ 50% 的病例左室射血分数正常。临床症状和体征提示心功能不全，但并没有明确的左心室收缩力减弱，这种情况被称作射血分数保留性心力衰竭，常见于高龄女性和患有糖尿病、高血压、心房颤动的病例。文献报道称这种心功能不全的预后与有左心室收缩力降低的心功能不全一样。虽然心脏超声和多普勒超声检查对诊断有一定作用，但这些内容属于高级课程，在本章中省略。

【参考文献】

[1] 山田博胤：ベッドサイド検査を行うにあたって ベッドサイド検査の意義とその役割.『月刊 Medical Technology 別冊　心エコーベッドサイド検査－依頼別からみた検査の進め方と報告書のポイント－』（遠田栄一，編）. 医歯薬出版，東京，p9–14，2015.

[2] 山田博胤：循環器科が必要とする画像診断機とは 可能性広げる循環器領域でのモダリティ利用：携帯型超音波診断装置が変える循環器外来診療. 新医療 35：163–166，2008.

[3] 山田博胤：心エコーポケットノート改訂第5版増補版（大木　崇，監修）. アスリード，東京，2016.

[4] Spencer KT, Kimura BJ, Korcarz CE, et al：Focused cardiac ultrasound：recommendations from the American Society of Echocardiography. J Am Soc Echocardiogr 26：567–581，2013.

[5] Neskovic AN, Edvardsen T, Galderisi M, et al：Focus cardiac ultrasound：the European Association of Cardiovascular Imaging viewpoint. Eur Heart J Cardiovasc Imaging 15：956–960, 2014.

[6] Tsang TS, Oh JK, Seward JB：Diagnosis and management of cardiac tamponade in the era of echocardiography. Clin Cardiol 22：446–452, 1999.

[7] Rich S, Sheikh A, Gallastegui J, et al：Determination of left ventricular ejection fraction by visual estimation during real-time two-dimensional echocardiography. Am Heart J 104：603–606, 1982.

[8] McConnell MV, Solomon SD, Rayan ME, et al：Regional right ventricular dysfunction detected by echocardiography in acute pulmonary embolism. Am J Cardiol 78：469–473, 1996.

05 中枢神经异常的超声诊断
对意识障碍患者的检查

吉田拓生（东京慈惠会医科大学麻醉学讲座重症治疗部）

要点

- 视神经是颅内压变化的前哨。
- 眼球内 3mm 处观察视神经鞘。
- 注意颅内压升高时的超声检查敏感度和特异性也并非 100%。
- 注意超声波对眼球的影响。

5.1 颅内压升高和颅内压测定

颅内压（intracranial pressure，ICP）如字面意思是颅腔内的压力。颅内出现血肿等占位性病变时 ICP 升高，ICP 和平均动脉压（mean arterial pressure，MAP）之间的差越小，脑部血流流动越困难，病情越向危重的方向进展。故医生可通过 ICP（若治疗恰当，一般 ICP 在 15 ～ 25mmHg）预测患者颅内可能出现的疾病。

如果要直接测定 ICP，必须将设备插入颅内。具体说来就是把导管插入脑实质、脑室、硬膜下腔等，但这可能会引发感染、出血等并发症。本章介绍的是使用超声检查推测 ICP。

备忘录　脑灌注压

脑灌注压（cerebral perfusion pressure，CPP）= MAP− ICP，机体对于脑灌注压的自我调节能力取决于脑血流量（cerebral blood flow，CBF）。医生监测患者的颅内压时，不仅需要关注颅内压本身，还需要监控 CPP。

5.2 视神经是 ICP 变化的前哨

视神经是从脑干向眼球发出的神经（图 5-1），为 12 对脑神经中的第 Ⅱ 对脑神经。脑是由颅骨围绕的组织，🟤**重点** 视神经是人们可以从体表通过眼球观察颅内压的前哨神经。颅脑超声从视神经的眼球侧观察。视神经被称作视神经鞘的硬膜包裹，我们需要测量视神经鞘的直径。ICP 升高时，经视神经周围的蛛网膜下腔脑脊液的传导，视神经周围压力升高，引起视神经鞘整体扩张。解剖上，眼球内面 3mm 内的部位增厚，眼球远端（脑侧）并无明显的扩张。1 岁以下者视神经鞘直径的正常值是 4.5mm 以内，1 岁以上者为 5mm 以内。🟤**重点** 很多文献报道 ICP 升高（20mmHg 以上）时，5.7 ~ 6mm 被设定为警戒值，敏感度、特异性均在 80% 以上。

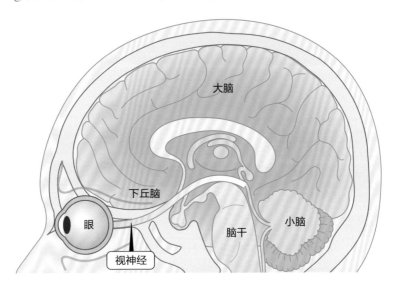

图 5-1　视神经的解剖

硬膜包裹下的视神经在眼球后方交织，视神经是颅内压的观察窗口

5.3 探头的使用和注意点

需要观察的视神经范围是眼睑侧越过眼球数厘米以内，因此使用线阵探头观察最佳。要注意超声波对眼球的影响。虽然超声波几乎不会对身体造成损害，🟤**重点** 但必须考虑超声波的热效应和非热效应（机械冲击）对眼球的作用。具体来说，TI（热指数）为超声波热效应的安全性评估指数，MI（机械指数）为超声波

对机体的机械冲击指标，医生应使用 T1 低于 1、MI 低于 0.23 的探头，且尽量在短时间内完成检查。

5.4　基本图像：观察要点

操作时使用超声耦合剂，将探头放置于眼睑上方。眼球如果被强力挤压会诱发迷走神经反射，故医生需动作轻柔地扫查。从患者正面用探头扫查两侧眼球，在眼球正中稍偏鼻侧观察视神经（图 5-2）。探头从耳侧朝向鼻侧倾斜（图 5-3）可垂直地获得视神经的切面图（图 5-4）。 **♥重点** 在眼球内面 3mm 的位置测量视神经的直径。原则上应测量左右两侧视神经（在一些病例中，脑脊液灌注、引流引起局部左右差别，使视神经鞘产生左右差，这种情况下比较难判断是否为 ICP 升高）。

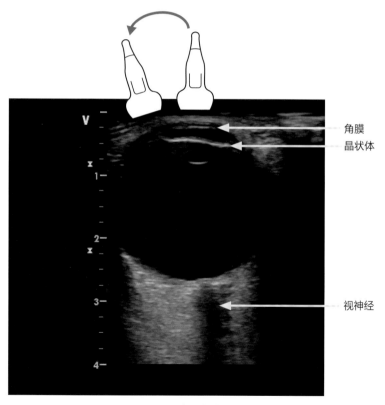

图 5-2　右眼超声图像

从眼球后面正中的鼻侧描记视神经

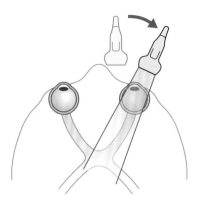

图 5-3 探头扫查

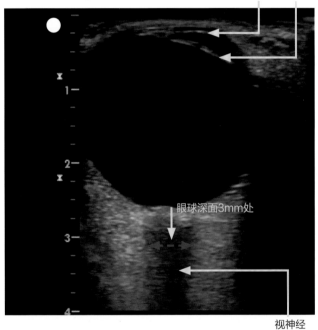

角膜　晶状体

眼球深面3mm处

视神经

图 5-4　测量视神经鞘直径的位置

　　眼球内面 3mm 处为测量神经鞘直径的位置。ICP 升高则视神经鞘扩张

5.5 酒精中毒患者的急救

> **要点**
>
> ◆ 疑似颅内压升高。
>
> ◆ CT 检查后无法确诊，可灵活运用超声检查。
>
> ◆ 不能完全排除颅内压升高时应进行进一步检查以核实。

> **病例 1**
>
> 　　急诊科值班时，一名酩酊大醉的患者步行就诊。初步检查时患者不配合，常规检查也被拒绝。于是医生让其在急诊科的待诊室休息、观察。30 分钟后，患者在待诊室的床上入睡，其陪同而来的朋友再次进入急救室："叫他完全没有反应，所以很担心，只是喝醉睡着吗？"
>
> 　　为以防万一，医生对患者进行眼部超声检查。

　　酒精中毒患者在急诊中往往是分级过低的患者，夜间急诊时需要特别注意。本例中患者因为各种原因，没有进行 CT 检查，以防万一进行了超声检查。患者两侧眼球可见视神经鞘扩张（图 5-5），医生怀疑患者颅内压升高，紧急进行 CT 检查。CT 移动中，医生发现患者两侧瞳孔不对称，头部 CT 检查确诊急性硬膜外血肿。

　　颅内疾病时紧急影像诊断的黄金标准是头部 CT，但头部 CT 需要时间来移动患者，当不能马上进行 CT 检查时，可先做床旁超声检查评估以减少应对的盲目性。

　　需要注意的是，判断的对象是中枢神经，针对 ICP 升高进行的超声检查精度可以达到 100%，但特异性并不是 100%，所以结合超声检查与其他的检查结果再做出诊断非常重要。

问 题

分级过低是什么？

　　分级过低是指重症患者被低估，与之相对的是分级过高，轻症患者被高估。虽然慎重处理的弊端是检查和治疗过剩，但医生在急救现场受时间制约，有时对患者的整体状态把握不足，故应首先注意避免分级过低。

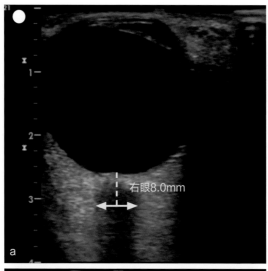

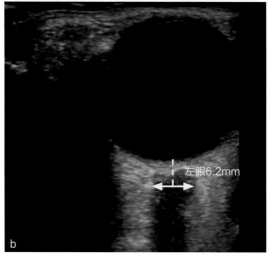

图 5-5　视神经鞘扩张（1）

　　虽然有左右差别，但两侧眼球内面 3mm 处的视神
经鞘直径都超过 6mm，可预见颅内压升高

　　a. 右眼

　　b. 左眼

5.6　肝性脑病

要点

◆　无法解释的昏睡需要做超声检查。

◆　情况紧急、患者被判断为重症时，超声检查可代替 CT。

病例 2

Child 分类为 C 的肝硬化患者，因食管静脉瘤破裂进入 ICU。患者入院时出血性休克，行气管插管和紧急胃镜检查治疗。气管插管、胃镜检查时使用了镇静剂，患者镇静后昏睡 3 日仍未苏醒，意识水平根据日本昏迷量表（Japan Coma Scale，JCS）（表 5-1）评分为 200。医生首先怀疑肝硬化引起镇静药代谢延迟而致瞳孔散大，为以防万一进行眼部超声检查，发现视神经鞘扩张（图 5-6），疑颅内压升高，行紧急 CT 检查发现弥漫性脑肿胀。

表 5-1　日本昏迷量表

Ⅰ 无刺激下保持觉醒
0 意识清楚
1 意识大体清楚，稍显不清
2 明显意识障碍（不清楚地点、时间、日期）
3 不清楚自己的名字和生日
Ⅱ 刺激后觉醒，停止刺激又陷入昏睡状态
10 普通的呼叫即能睁眼
20 大声呼叫或摇动才能睁眼
30 疼痛刺激、不断呼叫才能睁眼
Ⅲ 即使刺激也无法觉醒
100 对疼痛刺激有推开的动作
200 对疼痛刺激稍有手足的动作，面部抽动
300 对疼痛刺激无反应

本病例是肝性脑病继发弥漫性脑肿胀引起意识障碍的迁延病例。在重症监护室使用镇静剂的情况很多，颅内疾病无法通过观察患者意识而了解病情，这时要了解颅内有无致死性疾病就需要通过床旁简易筛查的方式，以便必要时尽快进行下一步治疗。生命体征不稳定时，床旁超声可以帮助判断是否应该进行 CT 检查。本病例是从肝性脑病发展到颅内压升高。目前 ICP 升高与视神经扩张相关性的论文里，多

数 ICP 升高由颅内出血、外伤性脑损伤引起。代谢原因引起的颅内压升高的文献报道还很少，这是尚需要我们进行大量研究的领域。

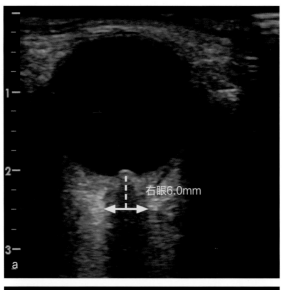

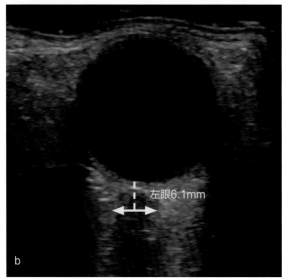

图 5-6　视神经鞘扩大（2）

两侧眼球内面 3mm 处的视神经鞘直径都在 6mm 以上，推测颅内压升高

　　a. 右眼

　　b. 左眼

【参考文献】

[1] Soldatos T, Chatzimichail K, Papathanasiou M, Gouliamos A：Optic nerve sonography：a new window for the non-invasive evaluation of intracranial pressure in brain injury. Emerg Med J 26：630–634, 2009.

[2] Dubourg J, Javouhey E, Geeraerts T, et al：Ultrasonography of optic nerve sheath diameter for detection of raised intracranial pressure：a systematic review and meta-analysis. Intensive Care Med 37：1059–1068, 2011.

[3] Ohle R, McIsaac SM, Woo MY, Perry JJ：Sonography of the Optic Nerve Sheath Diameter for Detection of Raised Intracranial Pressure Compared to Computed Tomography：A Systematic Review and Meta-analysis. J Ultrasound Med 34：1285–1294, 2015.

[4] Whitson MR, Mayo PH：Ultrasonography in the emergency department. Crit Care 20：227, 2016.

[5] Killer HE, Jaggi GP, Flammer J, et al：The optic nerve：a new window into cerebrospinal fluid composition? Brain 129：1027–1030, 2006.

06 下肢静脉血栓的超声探查
在避难所也可以进行筛查

八秋恒芳（东邦大学医疗中心大森医院临床生理功能检查部副技师长）

基础

> **要点**
>
> ◆ 超声检查下肢深静脉血栓对于肺血栓栓塞和奇异性脑血栓栓塞症的病因的探查非常重要。
> ◆ 理解下肢深静脉的解剖和超声图像。
> ◆ 理解下肢深静脉，熟练掌握短轴扫查的方法。
> ◆ 熟练掌握用探头和另一只手压住血管，探查血栓的压迫超声法（compression ultrasonography）。

6.1 下肢静脉超声的有效性

下肢静脉超声非常简便，对于查找是否存在可能导致肺血栓栓塞的深静脉血栓非常适用。治疗指南里提到，针对血液凝固、纤维蛋白溶解进行的 D-二聚体等的检查和下肢静脉超声检查是血栓筛查必要、高效且精确度高的两种检查。从髂静脉到小腿，全面无遗漏地观察下肢静脉是超声检查技术学习中极为困难的一点，但对有可能引起肺血栓栓塞的浮游血栓和小腿血栓的检查并不是那么困难，在灾区的急救现场非常适用，是我们必须掌握的技术。

6.2 下肢静脉的解剖

医生需要理解下肢静脉的解剖结构，将超声图像与头脑中的解剖图像相结合，观察起来就比较容易（图 6-1）。作为深静脉血栓发生部位的比目鱼肌静脉等小腿静脉均为两条静脉伴行，因此稍显复杂。比目鱼肌静脉和腓肠肌静脉的粗细程度和走行都具有个体差异，例如存在血管的条数比一般人少，血管直径非常细等各种病例。观察小腿静脉时大多采用血管短轴切面（横切面），结合解剖图和超声图像观察则相对容易（图6-2）。

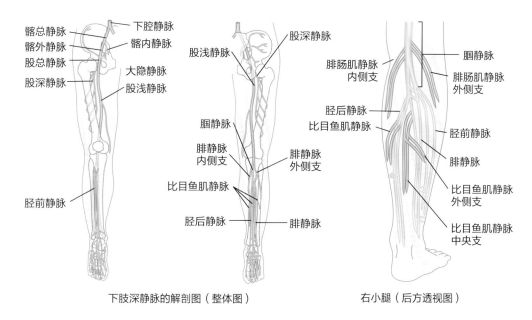

下肢深静脉的解剖图（整体图）　　　右小腿（后方透视图）

图6-1　下肢深静脉的解剖图

下肢静脉的解剖结构到腘窝为止都较简单，从小腿开始静脉分支较多，变得复杂

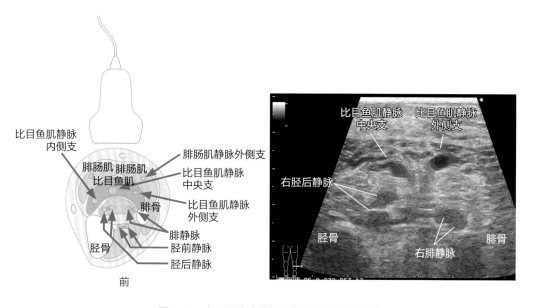

图6-2　小腿深静脉横切面解剖图和超声图像

小腿静脉基本都是2支一组，但比目鱼肌静脉等静脉的分支有个体差异，观察每位患者小腿静脉的走行是顺利扫查的诀窍

6.3 探头的使用和设定

●重点 下肢静脉检查时，观察深度一般在 5 ~ 6cm，为了在这个范围内获取高清晰度的图像，通常使用中心频率 8 ~ 10MHz 的高频线阵探头。腹部超声等中心频率在 5MHz 左右的探头适合观察深度在 5cm 以上的部位，例如浮肿的肢体或者髂静脉等腹部范围。近来出现了一些微型凸阵探头，也有一些小型、观察范围广、操作容易的探头。现在使用的超声仪器虽为便携型但都能进行多普勒超声检查等各种应用，用电池驱动的超声仪在灾区使用也很方便（图 6-3）。

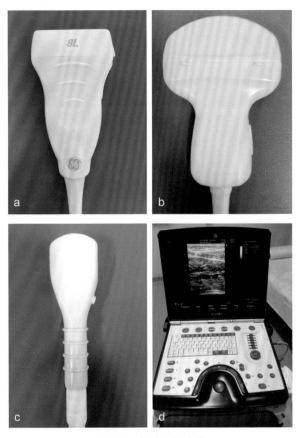

图 6-3 探头和超声仪

　　a. 8MHz 线阵探头，中心频率为 8 ~ 10MHz

　　b. 5MHz 凸阵探头，用于髂静脉等深部的观察

　　c. 中心频率为 9MHz 左右的微型凸阵探头，探头小，视野范围广，能有效地进行大范围观察

　　d. 便携型的小型超声仪非常小，但进行多普勒超声等检查，并且可以用电池驱动，在灾区非常适用

6.4　下肢静脉的正常断层图

💬**重点** 掌握下肢静脉的正常解剖图后，观察小腿静脉就会变得容易一些。请记住静脉短轴切面图的基本断面和描记部位的解剖（图）和血管名称。以下是坐位观察到的下肢静脉图像（图6-4）。

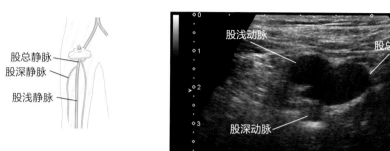

a

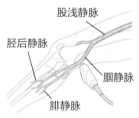

b

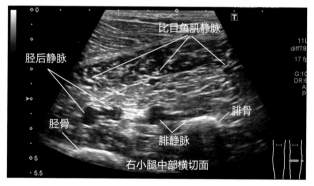

c

图6-4　下肢静脉的横切面和描记方法

a. 股总静脉短轴切面图和腹股沟横切面图像，股总静脉前面的股浅动脉、后面的股深动脉被描记

b. 腘静脉短轴切面图和右腘部横切面图像，两支腘静脉间的腘动脉被描记

c. 小腿静脉的短轴切面图和小腿后方横切面图像，比目鱼肌层里的比目鱼肌静脉、腓骨内侧的腓静脉、胫骨后面（图像可见）的胫后静脉被描记

问 题

能看到几支比目鱼肌静脉?

虽然一般的解剖图里实际记载的比目鱼肌静脉有中央支、外侧支、内侧支等数支,但超声观察时通常能描记 4 ~ 5 支,仅能获取 1 ~ 2 支的情况也很多。如果存在静脉瘤,比目鱼肌静脉会增粗,这时观察到的支数会变多。中央支等的描述只是为了方便,观察每个病例的比目鱼肌静脉时都应根据实际情况仔细确认。

问 题

静脉的走行有无多样性?

小腿有 3 支静脉(胫后静脉、胫前静脉、腓静脉)的多样性最高,尤其是胫后静脉,其缺失和发育不全很常见,这种情况下伴行动脉也常缺失或发育不全,因此静脉与动脉最好一起确认。另外,也能见到股浅静脉发展为两支的例子。

6.5 从短轴切面进行血管内腔扫查

最简单的超声检查也需要进行大腿和小腿的扫查。短轴切面扫查能较容易地查找到血栓。患者仰卧位时,医生从腹股沟附近到膝关节内侧进行扫查(图 6-5)。小腿的扫查采用坐位,这样能使静脉扩张,有利于观察到血管内腔(图 6-6)。

问 题

小腿扫查时无法采取坐位的替代措施

膝盖弯曲也能使小腿静脉扩张。医生在患者膝关节内侧附近用不持探头的手压迫患者的小腿,使静脉扩张。

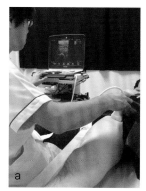

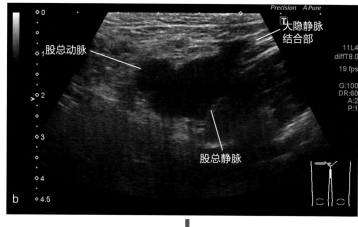

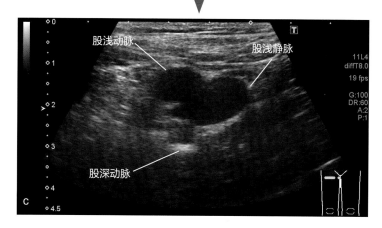

图 6-5　右大腿部横切面的扫查技术和描记图像

　　a. 大腿部横切面的扫查技术。探头放置于大腿内侧，向膝关节内侧扫查

　　b. 股总静脉附近的横切面，股总静脉处能确认到大隐静脉的结合部。股总静脉的外侧（图像右侧）能描记股总动脉

　　c. 大腿中部附近的横切面，股浅静脉和其上方外侧的股浅动脉及其下方外侧的股深动脉被描记

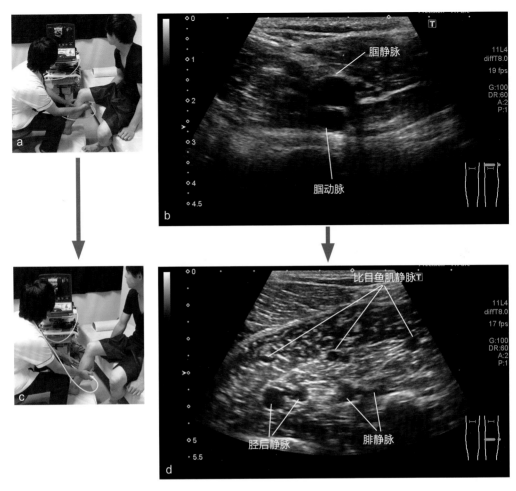

图 6-6　右小腿横切面的扫查技术和描记图像

a. 腘窝附近的小腿横切面的扫查方法。推荐用坐位检查小腿，探头从前绕行到腘窝再缓缓地向下方扫查

b. 腘窝附近的横切面，在腘动脉的背侧（图像上方）描记腘静脉

c. 小腿中部附近横切面的扫描技术，从腘窝向下方缓缓地扫查

d. 小腿中部附近的横切面，通过短轴切面观察比目鱼肌静脉、胫后静脉、腓静脉

压迫超声法探查血栓的技术

　　充分理解横切面解剖图后开始学习血栓的检查技术。能够清楚描记血管内腔就能观察到血栓。新鲜血栓的图像是无回声至低辉度，不容易被捕捉到。医生双手同时挤压血管扫查，称为血栓探查的压迫超声法，掌握此法就能找出导致肺血栓栓塞的低辉度血栓。

　　💬**重点** 扫查患者大腿部时令患者取仰卧位，医生从大腿内侧开始垂直向下探查，描记股静脉短轴切面图。缓缓地加大压迫力度（图6-7），若血管被充分压迫后无法获取血管内腔图像，则可判断血管内无血栓。

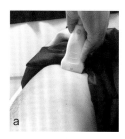
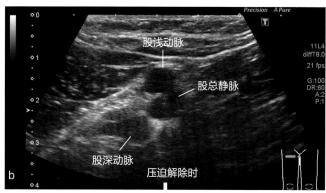

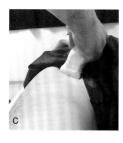
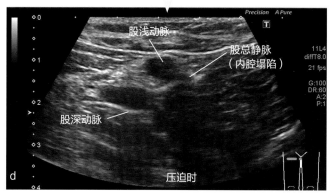

图6-7　在大腿部用压迫超声法获取横切面图像的方法和图像描记

　a. 大腿部的横切面扫查（压迫解除时）

　b. 压迫解除时的股总静脉短轴切面，内腔存在，但呈现无回声图像

　c. 大腿部的横切面扫查（压迫时）

　d. 压迫时的股总静脉短轴切面，股总静脉的内腔塌陷，血管自身图像无法描记（内腔不可见，判断无血栓）

医生令患者采取坐位以观察腘窝以下的小腿血管，双手同时用力，夹住并且压迫血管（图6-8）。若双手压迫时血管内腔塌陷，血管内腔无法被描记，则判断为无血栓。在避难所等环境中筛查下肢静脉时，基本都采用压迫超声法对小腿血栓进行探查。

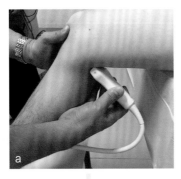
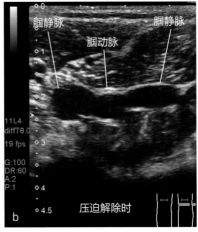

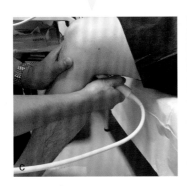
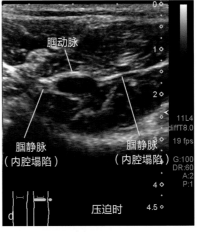

图6-8　在腘窝部用压迫超声法获得横切面图像的方法和图像描记

 a. 腘窝部的横切面扫查（压迫解除时）

 b. 压迫解除时的腘静脉短轴切面图。内腔可见，呈现无回声图像

 c. 腘窝部的横切面扫查（压迫时）

 d. 压迫时的腘静脉短轴切面图。腘静脉的内腔塌陷，血管图像描记不出（内腔未有其他所见，判断不存在血栓）

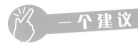

在小腿处使用压迫超声法的技巧

不能仅压迫探头侧，必须两手挤压血管。静脉内如果不存在血栓，则血管内腔完全塌陷，静脉图像也完全消失（图6-9）。反之，在充分压迫后，周围的静脉内腔虽然塌陷，但血管内腔仍可见时，静脉内存在血栓的可能性非常大。这时可再从长轴图像等其他角度获取血栓图像（图6-10）。

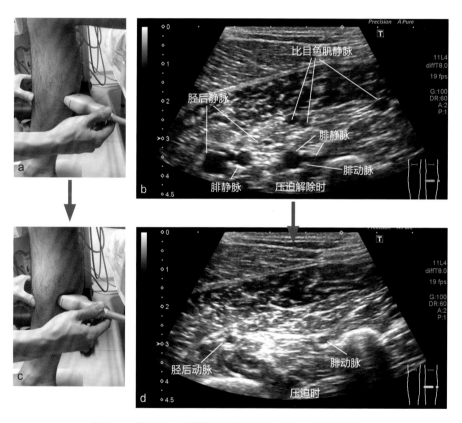

图6-9　获取右小腿横切面图像的压迫超声法和图像描记

a. 小腿中部附近的小腿横切面扫查（压迫解除时）（坐位，未压迫）

b. 压迫解除时的右小腿横切面，比目鱼肌静脉和腓静脉的血管内腔开放

c. 小腿中部附近的小腿横切面扫查（压迫时）。一只手压迫探头侧（小腿后方），另一只手在对侧（小腿前方）同一高度同时压迫血管

d. 压迫时的右小腿横切面，血栓不存在时血管内腔塌陷，静脉的图像几乎消失

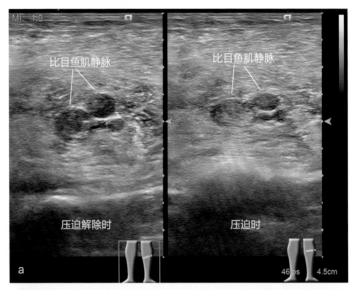

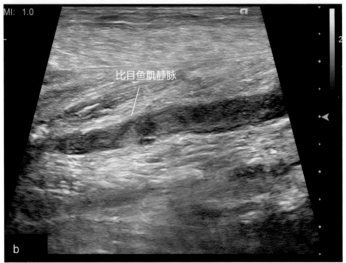

图 6-10　比目鱼肌静脉血栓病例的超声图像

　　a. 右小腿中部附近的小腿横切面扫查。充分压迫后血管内腔未塌陷，怀疑存在血栓

　　b. a 图的比目鱼肌静脉的长轴切面。血管内腔查见充盈部分可确认存在血栓，本病例的血栓辉度低于周围肌肉组织，血管内腔充实，考虑为新鲜血栓（血栓的性状判断见本章应用部分表 6-1）

6.7 紧急情况下进行最低限度的必要检查所用的两点压迫超声法

> **要点**
>
> ◆ 紧急情况下进行最低限度的必要检查，可用两点压迫超声法。
> ◆ 两点压迫超声法的缺陷。

病例 1

　　患者 60 岁，女性，长时间乘坐公共交通工具时突然出现呼吸困难，次日左侧小腿浮肿并出现呼吸困难，被紧急送至医院。患者疑似肺血栓栓塞，医生对其进行胸部 CT 检查前行超声检查怀疑深静脉血栓，行下肢静脉超声检查。

　　重点 大腿处的血栓是肺血栓栓塞的高危因子。大部分从比目鱼肌静脉血栓发展而来的腘静脉血栓可能是肺血栓栓塞的栓塞源。紧急情况下，扫查大腿部（腹股沟附近）和腘静脉观察有无血栓对于确认有无肺血栓栓塞风险很重要。医生可进行简单的下肢静脉超声检查，只需要压迫股总静脉附近和腘静脉附近的两点就可以判断血栓是否存在，这种判断是否存在血栓的方法，称为 **重点** 两点压迫超声法。本章基础部分里提到，能熟练运用压迫超声法就能简单地判断有无血栓（图 6-7，图 6-8）。

　　压迫静脉时血管内腔如果完全塌陷（静脉塌陷），则能排除急性期血栓。压迫静脉时血管内腔未出现塌陷（静脉塌陷），血管内腔还有残存影像，则血栓栓塞的可能性非常大。首先，用压迫超声法进行股静脉血栓探查，未受压迫（压迫解除）时，左股总静脉内腔开放，血管内腔看不见任何结构。接着，小心地充分压迫血管，确认血管的塌陷情况。左股总静脉未塌陷，并且血管内腔内不是无回声影像，而是被实性成分占据，因此基本可以确认股静脉血栓（图 6-11）。

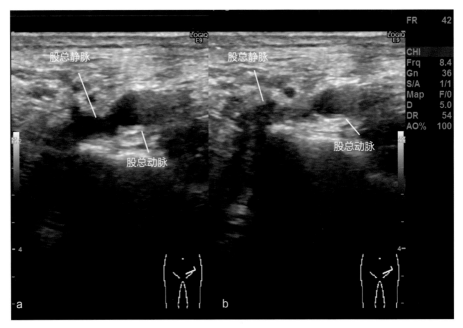

图 6-11　压迫超声法检测大腿部的血栓

a. 压迫解除时（通常观察时）左股总静脉的内腔开放，未见异常

b. 压迫时，左股总静脉内腔未塌陷，血管内腔开放。与周围组织相比，血管内被低辉度实性成分占据，可以确认血栓存在

接下来试着对腘静脉进行压迫超声法检查。未受压迫时（压迫解除时），左腘静脉的内腔开放，血管内腔看不见任何构造。接着，充分压迫血管，确认其受压迫后的图像。左腘静脉的血管内腔完全塌陷，血管结构消失，伴行的腘动脉开放。故可排除腘静脉血栓，本病例未对股静脉血栓进行检查（图 6-12）。

 问题

两点压迫超声法的缺陷是什么？

　　未被观察的部分肯定无法确认是否存在血栓。两点压迫超声法探查血栓只能在紧急时使用，时间允许的情况下，从大腿到小腿全域都有必要探查。探查髂骨附近的血栓，若使用超声困难，可采用 CT 造影检查确认。

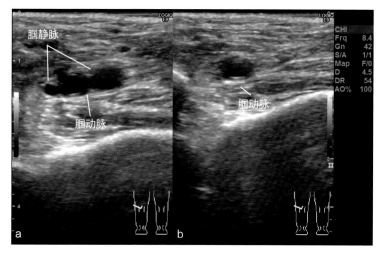

图 6-12　腘窝部行压迫超声法探查血栓

a. 压迫解除时（通常观察时）左腘静脉的内腔开放，未见异常

b. 受压迫时，左腘静脉压缩，内腔塌陷，可排除血栓

6.8 判断血栓的性质

> **要点**
>
> ◆ 从血栓的图像、血栓头部的状态及血栓范围判断血栓的性状。
>
> ◆ 在定期随访的基础上，可从血栓的变化判断血栓的性状。

病例 2

　　患者 70 岁，女性，因血管炎入院治疗中，体格检查发现其呼吸困难及两侧小腿肿胀，怀疑深静脉血栓。血液生化学检查见 D- 二聚体、纤维蛋白 / 纤维蛋白原分解物数值偏高。肺灌注显像见部分肺野图像缺失，确诊为肺血栓栓塞。CT 造影检查也可见肺动脉分支少量染影缺失。简单地行两点压迫超声法检查后未能查见血栓。CT 造影检查后发现，并非重症肺血栓栓塞，遂行大腿到小腿的下肢静脉全域的超声检查（图 6-13）。

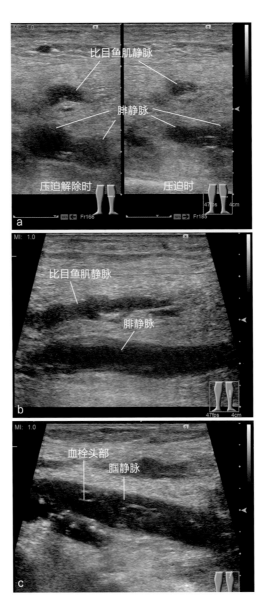

图 6-13 右小腿静脉

　　a. 右小腿横切面。采用压迫超声法观察右小腿部分的静脉短轴切面，受压迫时的腓静脉和比目鱼肌静脉的内腔开放（未塌陷），怀疑存在血栓

　　b. 右小腿纵切面。观察右小腿部分的静脉长轴切面，腓静脉和比目鱼肌静脉的内腔充满低辉度实性成分，此为捕捉到的血栓图像

　　c. 右小腿纵切面。观察膝关节下方的右腘静脉纵轴切面，确认血管内腔存在血栓。该血栓从腓静脉迁延至比目鱼肌静脉。血栓的头部并未与血管壁连接，考虑为浮游血栓

●重点 正如前面所说，两点压迫超声法的主要优势是操作简便，适用于紧急情况。在不是必须立刻做出诊断的情况下，还是应当行大腿部到小腿全域的检查，以获得更多的信息。本病例已经诊断为肺血栓栓塞，时间充裕，可制定好治疗方案，行下肢全域检查。病例回顾，小腿静脉内腔见低辉度血栓，另见腘静脉内血栓头部未与血管壁连接，实时观察时见可动性。综合以上所见，医生判断血栓为新鲜血栓，是栓塞源的可能性非常大。

●重点 定位到血栓后，需要鉴别该血栓是极易引起栓塞的新鲜血栓还是风险相对较低的慢性血栓。鉴别血栓的性质在临床非常有用。血栓的辉度和其是否充满内腔等表现，在一定程度上能够帮助医生判断血栓的性质。血栓从小腿开始发展，越靠近脑部越容易脱落成为栓塞源。另外，血管内径扩大，血栓充满内腔，血栓辉度越低，新鲜血栓的可能性越大（表6-1）。定期随访下肢静脉血栓患者，观察病程，再判断血栓性状的方法也非常有用（图6-14）。

表6-1　血栓的性状判断：静脉超声对血栓急性期和慢性期的诊断

血栓的进展范围	血栓头部有无可动性	阻塞程度	血栓回声信号	
小腿至脑部	有	血管闭塞，内径扩大	低回声	血栓脱落的可能性
仅小腿	无	血管闭塞，内径小	等回声	
		与血管内径相比，血栓细小，呈索状或线状	高回声	

血栓越向头侧发展，越容易成为栓塞源。另外，血管内径扩大，血栓充满内腔的程度越高，血栓辉度越低，是新鲜血栓的可能性越大。

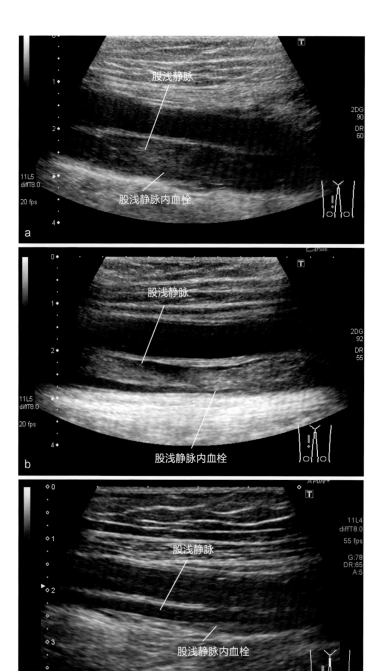

图 6-14　血栓的变化

a. 急性期：新鲜血栓充满血管内腔，呈低辉度，血管内腔扩大

b. 7 天后：高辉度血栓，血管内腔开放。慢性期血栓（发病 7 天后）不充满血管内腔，比血管内径细，呈高辉度

c. 30 日后：高辉度、索状血栓，血管内腔开放。慢性期血栓（发病 30 日后）呈高辉度、细长、索状。图为索状血栓实变状态

彩色多普勒超声等工具能捕捉到血栓吗?

彩色多普勒超声通过调整流速标尺等使血流信号发生变化。血管内腔外的血流信号弹出会引起开花征,因此较小的血栓在多普勒信号里很难被发现,需要注意不要遗漏。如果用手慢慢挤压探头下方的肢体,超声图像上的血流信号消失,则说明存在血栓,这与直接获取到血栓图像有一样的诊断效果。挤压法探索血栓时和压迫超声法一样有让血栓游离脱落的风险,必须谨慎操作(图6-15)。

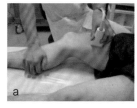
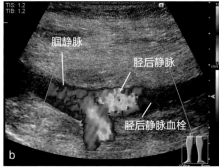
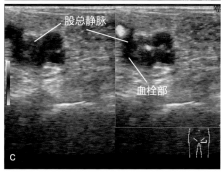

图6-15　挤压的手法和彩色多普勒超声挤压法确认血栓

　　a. 挤压超声法的手法。用手慢慢挤压观察部位的远端肢体,能刺激出血流信号

　　b. 彩色多普勒超声下采用挤压法,观察到血栓的血流信号(血栓存在的部位)。在胫后静脉长轴切面观察到血流信号缺失,可以确定存在血栓

　　c. 在股总静脉的短轴切面采用彩色多普勒超声挤压手法确认血栓。仅凭借左图的断层图像无法明确是否存在血栓,在彩色多普勒超声下挤压血管,观察到血管内腔的血流信号缺失,可更加客观地确定血栓的存在

> **要点**
>
> ◆ 探查髂静脉等不易观察的部位的血栓。
> ◆ 掌握利用彩色多普勒超声和凸阵探头的检查方法。

病例 3

　　患者女性，约 30 岁，妊娠 39 周，主诉左臀部到下肢疼痛并伴有肿胀，步行困难，被送至急诊科。医生怀疑其为左下肢深静脉血栓，行紧急血管超声检查，采用两点压迫超声法在左大腿部进行探查，未发现血栓，但观察到股静脉的非塌陷图像（内腔开放），考虑静脉淤血，超声探查髂静脉等靠头侧的静脉（图 6-16）。

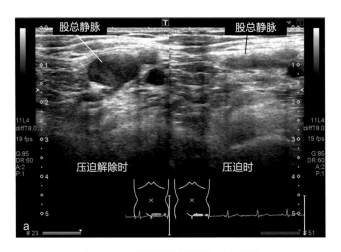

图 6-16　髂静脉的深静脉血栓病例

　　a. 左股总静脉短轴切面，右图示压迫时血管内腔开放（未被压缩），怀疑存在血栓

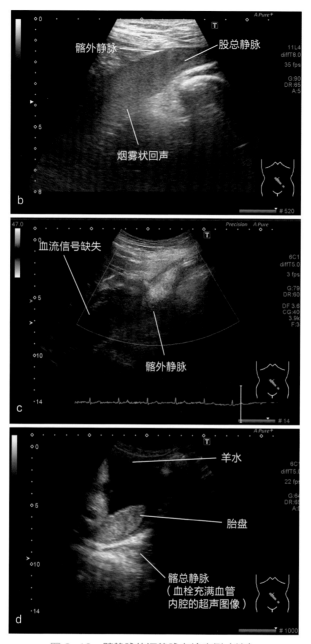

图 6-16　髂静脉的深静脉血栓病例（续）

　　b. 左髂外静脉到股总静脉的长轴切面。无法获取明确的血栓图像，观察到烟雾状回声图像考虑存在血流淤滞

　　c. 左髂外静脉长轴切面（彩色多普勒）。头侧血流信号缺失提示疑似存在血栓

　　d. 左髂总静脉长轴切面。髂总静脉内充满实性成分，左髂总静脉穿过右髂总动脉与脊柱之间时受压的部位被诊断为血栓闭塞

● 重点 女性妊娠中极易形成血栓，曾有在分娩后发生深静脉血栓脱落导致重度肺血栓栓塞的病例。原则上孕妇要尽量避免使用 CT 造影检查，因此超声诊断显得非常重要。该病例未查见大腿部的血栓图像，但使用两点压迫超声法时查见未塌陷图像（血管内腔开放），用凸阵探头和彩色多普勒超声一起探查髂静脉，探查到血栓。从解剖结构来看，左髂总静脉与右髂总动脉走行于脊柱两侧的髂骨压迫部位，该处很容易发生淤血，形成血栓来源。本病例在紧急留置下腔静脉过滤器后自然分娩。母体未发生肺血栓栓塞，分娩后行血管超声检查，在下腔静脉的过滤器内捕捉到血栓图像（图 6-17）。

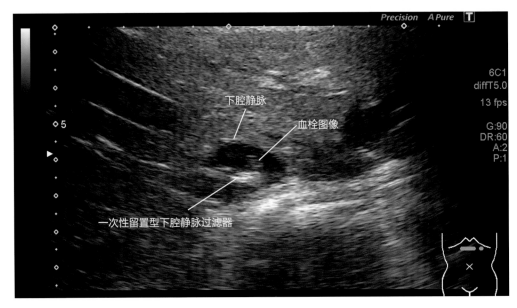

图 6-17　在下腔静脉过滤器内捕捉到的血栓图像

本病例在分娩后行血管超声检查，在下腔静脉的一次性留置型过滤器内捕捉到血栓图像

【参考文献】

[1]　安藤太三，ほか：肺血栓塞栓症および深部静脈血栓症の診断，治療，予防に関するガイドライン（2009 年改訂版）（解説）．日本心臓血管外科学会雑誌 43：1–21, 2014.

[2]　Park EA, Chung JW, Lee W, et al：Three-dimensional evaluation of the anatomic variations of the femoral vein and popliteal vein in relation to the accompanying artery by using CT venography. Korean J Radiol 12：327–340, 2011.

[3]　Ohgi S, Ito K, Tanaka K, et al：Echogenic types of venous thrombi in the common femoral vein by ultrasonic B-mode imaging. Vasc Surg 25：253–258, 1991.

07 腹部超声
期待"黑盒"被打开

畠 二郎 [川崎医科大学检查诊断学教室（内镜、超声）教授]

> **要点**
>
> ◆ 腹部超声一般针对脏器，首先要学习并掌握基本切面。
> ◆ 上腹部正中纵轴切面扫查可获得肝、胰腺、主动脉、胃的图像。
> ◆ 右肋间扫查可获取肝、胆囊、门脉系统、胆管的图像。
> ◆ 两侧腹部肋间扫查可观察肾脏和有无腹水。
> ◆ 下腹部正中扫查可观察到膀胱内的尿量。

7.1 什么是床旁腹部超声

在日本，床旁超声正处于发展普及阶段，学界尚未对腹部超声观察脏器及其流程达成共识以制定标准。近年来，仪器性能的提升备受瞩目，在本书作者们工作的医疗单位中，超声检查已经成为精密检查及诊断的手段。微小癌的发现和鉴别、阑尾的描记、绞窄性肠梗阻的诊断等不仅需要高超的技术，也需要造影超声等高性能的超声仪。鉴于本书的读者多数是对超声检查不那么熟悉的医疗人员，本章将重点介绍如何利用床旁超声仪对急诊患者或入院后病情突然变化的患者进行最低限度且必要的扫查。首先将"盒子"的一端打开，进行一个总体观察，当医生能看到很多实实在在的脏器时，就会开始对腹部超声感兴趣。

7.2 仪器和探头的使用

仪器性能没有最好，应尽可能使用高性能的仪器。受医疗单位的实际情况及临床现场空间限制，患者床旁只能放置便携式超声仪。需要注意的是，太小的仪器显示画面过小，性能的局限性也比较大，遗漏重要表现的可能性很大。

💬**重点** 一般采用的频率是 3MHz 左右，探头按照画质水平应该使用凸阵探头，从狭窄的声窗进行广泛观察时，扇形和微型的凸阵探头更有优势。因此，根据需要选择探头非常重要。

7.3 基本图像 1：上腹部正中纵行扫查

沿着上腹部的剑突稍下方白线放置探头获取图像。在此图像中，肝脏、胰腺、主动脉、胃被描记，这是能获知较多信息的一个切面（图 7-1）。此切面可对主诉上腹痛的病例进行简便的筛查，但不适用于检测少量腹水。大多数消化道穿孔病例可在肝左叶的包膜正上方观察到游离气体。

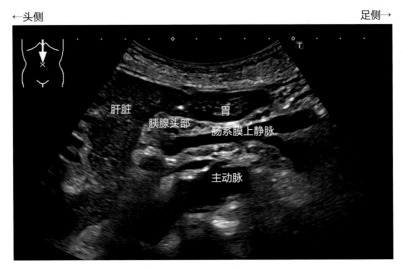

图 7-1　上腹部正中纵行扫查

左侧为患者头侧。肝左叶、胃前庭部和其背侧的胰腺头部、肠系膜上静脉及其背侧的腹主动脉均能被观察到。仔细探查还能发现主胰管。胰腺的超声辉度（白色程度）会随着患者的年龄变化，从与肝同辉度到高辉度，各种辉度都有可能被观察到

问 题

胃能在哪个切面被怎样观察到？

大多数情况下，上腹部正中纵行扫查能获取胃前庭部横切图。无食物残渣时如图 7-1 所示，前后壁贴在一起的管腔脏器就是胃，医生能观察到胃壁各层的结构，有食物残渣时医生能看到胃内流动物，因此可判断是否为饱腹。

7.4 基本图像 2：右肋间扫查

　　探头放置于右侧锁骨中线上，从右肋间获取图像，描记肝右叶、胆囊、门脉系统等（图 7-2）。肝外胆管不易被观察到，如果因疾病引起胆管扩张，肝外胆管便能清楚地被描记。在此切面医生可观察患者是否存在胆囊肿大、结石，以及胆道系统的扩张。这个切面也非常适用于对游离气体的检测。

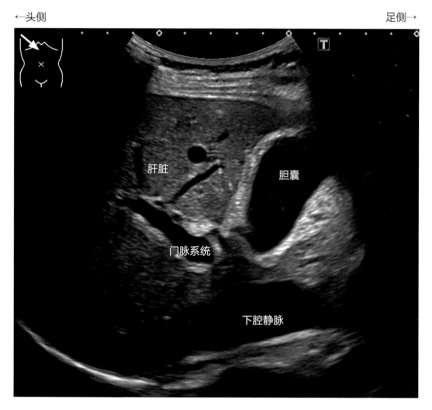

图 7-2　右肋间扫查

　　左侧是患者头侧稍偏右。肝脏、胆囊、门脉系统、下腔静脉均被描记。肝内血管中见到的白色边缘的图像是门脉系统（可见到 Glisson 纤维鞘）。无法看见的是肝静脉。在门脉系统中平行走行的肝动脉和肝内胆管无法被识别属于正常现象

图 7-3 是右侧腹部，图 7-2 是第 2、第 3 肋间背侧肋间描记图像。扫查与右侧对称的左侧位置，肾脏位置偏高，需要在稍靠头侧处扫查。在此切面医生可对肾脏形态、腹水的有无，以及腹水的量和性状进行观察。

←头侧 足侧→

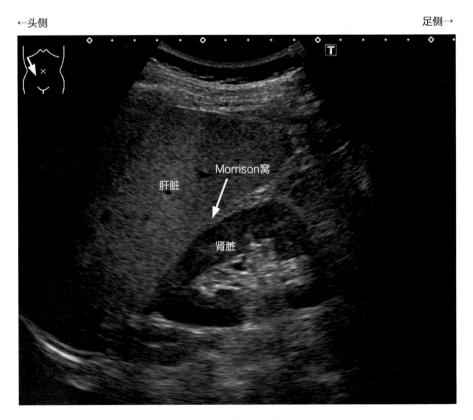

图 7-3 右侧腹部肋间扫查

左侧是患者头侧。肝右叶（此病例为轻度脂肪肝）和肾脏被描记。两者的边界为 Morrison 窝，在此切面即使是少量腹水也能被观察到

7.6　基本图像 4：下腹部正中纵行扫查

探头放置于耻骨上缘沿着腹中线纵轴扫查（图 7-4）。此切面可以描记膀胱。患者排尿后如果膀胱充盈，则怀疑为输尿管堵塞。反之，患者排尿后经过一段时间，膀胱内尿液不多，则怀疑为肾功能障碍或循环系统障碍。

←头侧　　　　　　　　　　　　　　　　　　　　　　足侧→

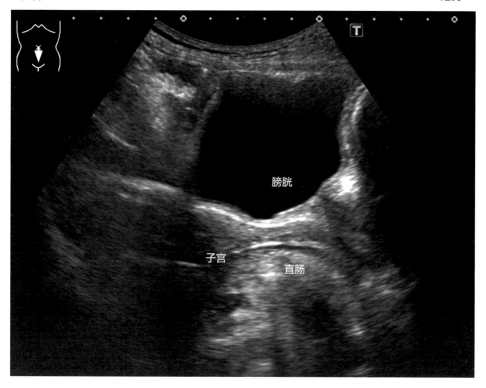

图 7-4　下腹部正中纵行扫查

左侧为患者头侧。膀胱为腹壁正下方无回声区。膀胱背侧为阴道，阴道背侧为直肠

●**重点** 床旁超声的目的多样，对急性腹痛的诊疗意义重大。因为急性腹痛多数由消化系统疾病导致，绝大多数消化系统疾病可用超声诊断，熟悉超声检查消化系统对急性腹痛的诊疗有很大的帮助。因此，学习的最终目标是熟练掌握扫查胃、十二指肠和结肠系统的技术。这里介绍如何描记升结肠的横切面。将探头放置于脐的水平偏右侧可观察到升结肠位于腹腔内最外侧（右侧），升结肠通常是腹膜正下方描记的蠕动缓慢的管腔（图7-5）。正常情况下，因肠内含有内容物，肠壁伸展，故无法描记后壁图像。急性炎症时，肠壁肥厚，并且肠内容物不多，前后壁都能被描记。

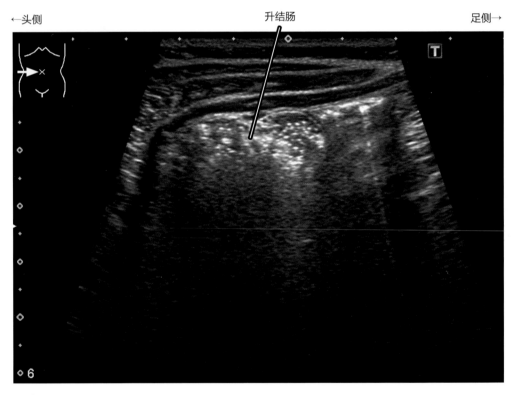

图 7-5　右腹部横轴扫查

腹壁正下方升结肠被描记。升结肠内腔因大便和空气呈现较高回声，随着探头移行逐渐变为无回声影像

7.8 不能遗漏主动脉

病例 1

患者 65 岁，男性，被急救车送至医院。患者虽然曾被诊断为高血压，但因为其自觉身体状况良好未做治疗，早上打高尔夫球进行小鸟推杆练习时突感强烈的腹痛，休息后未能缓解。患者面色苍白，血压高达 180/100mmHg，疑似休克。虽患者主诉腹痛但医生触诊腹部柔软，并未发现腹肌紧张等异常。血液生化检查基本正常。虽然医生指示先回家观察，但安全起见做了床旁超声检查。

医生以本章基础部分图 7-1 所用方法行上腹部正中纵行扫查，得到图 7-6 的图像。医生可在肝左叶的背侧看到主动脉，仔细查看能看到内腔有线状的回声，此为心脏搏动引起的震动。医生立即诊断为夹层主动脉瘤，开始控制血压。图 7-7 示在足侧发现有血流从假腔流入真腔，判断这个部位是再入口。

因为患者患有高血压和动脉硬化，故患者存在代谢综合征的可能性很大。

🗨 **重点** 主动脉位于较深的部位，需要加压后仔细观察。多重反射等伪影与内膜瓣也很相似，所以必须在纵轴切面和横切面两个方向观察。正常情况下主动脉内的血流本就呈旋涡状翻卷流动，🗨 **重点** 因此用彩色多普勒超声诊断也不是那么容易。

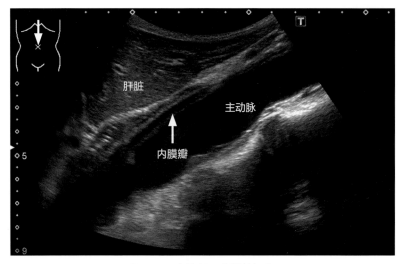

图 7-6　上腹部正中纵轴扫查

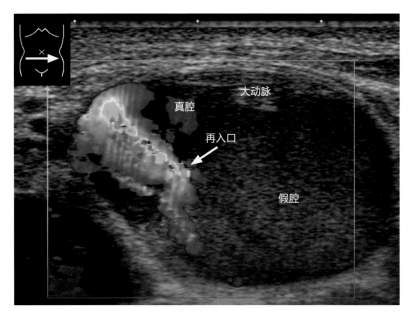

图 7-7　比图 7-6 更靠近足侧的切面

　　本病患者有可能马上出现生命危险，仅有的腹部检查和血液生化检查很可能造成漏诊。这种情况下希望大家能考虑对血管进行检查。不仅要习惯性地检查主动脉而且也要注意观察腹腔动脉和肠系膜上动脉，因为这些部位也有发生夹层动脉瘤的可能。

要点

◆ 胆囊肿大，胆囊壁肥厚，有透声层，出现片状影、结石等都是急性胆囊炎的超声图像。

◆ 以上表现能全部被观察到的可能性非常低，不能轻易排除胆囊炎。

◆ 超声墨菲征具有很高的特异性。

病例 2

　　患者 50 岁左右，女性，晚饭后出现上腹痛伴恶心呕吐，自行服用购买的胃药后就寝但无法入睡，右季肋区出现疼痛同时开始发热，遂就诊。触诊右腹部肌紧张且有反跳痛，需要检查此处有无病变，采用本章基础部分讲到的右肋间扫查。

　　图 7-8 描记出 **重点** 胆囊肿大、胆囊壁肥厚、胆囊颈部的小结石。仔细观察后发现 **重点** 壁内有线状低回声信号（即透声层），但未观察到片状影。对比其他病例，图 7-9 能观察到胆囊肿大和片状影，但没有明显的胆囊壁肥厚和结石图

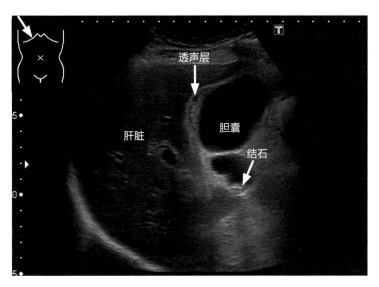

图 7-8　右肋间扫查

像。像教科书那样所有表现都具备的病例很少，每个病例都需要综合判断。其中，💬**重点** 特异性较高的是超声墨菲征，即探头描记胆囊影像的同时压迫胆囊，会产生疼痛感。在右肋间扫查时，从肋间压迫胆囊比较困难，应从肋弓下缘描记胆囊图像。

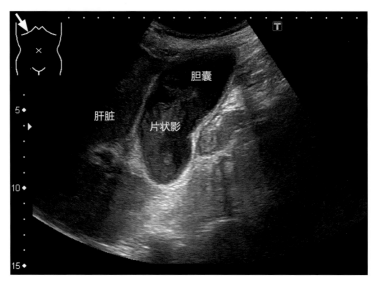

图7-9　右肋间扫查（与图7-8不同的病例）

　胆囊炎是高发疾病，其超声图像极具多样性。尤其是坏疽性胆囊炎的早期诊断非常困难，所以不能轻易地将其排除。胆囊壁肥厚在心功能不全和肝硬化患者中也能见到，而片状影在长期过度节食病例中也是常见的表现，应该避免武断地做出判断。除此之外，十二指肠溃疡穿孔和衣原体等引起的肝周炎也会引起超声墨菲征阳性。💬**重点** 床旁超声检查时考虑到这些疾病能避免误诊。

在我们的印象中，胆囊像一个黑色袋子，所以当胆囊内充满结石或气肿时可能会发生漏诊。平时熟悉胆囊的超声图像对临床检查大有帮助。若检查时见内膜瓣，则提示因为胆囊周围和胆囊壁内的脓肿、黏膜撕脱引起的胆囊炎已经非常严重。

> **要点**
>
> ◆ 输尿管结石发生嵌顿时患者可因腰背部疼痛而就诊，检查见单侧肾积水时可较容易地诊断出输尿管结石。
> ◆ 对扩大的输尿管进行追查，能确认结石的位置及大小、并且有助于制定相应的治疗方案。尤其是当结石在 X 线检查中为阴性时，超声检查则非常必要。
> ◆ 推荐从腹侧逐渐压迫输尿管获取横切面图像，一直追踪到肾门。

病例 3

患者 30 岁左右，男性，健康状态良好，单位体检中未发现任何异常；晨起自觉上腹部不适，自行服用购买的胃药后上班。随后疼痛从右腹转至背部，因疼痛无法忍受就诊。触诊上腹平坦、柔软，右侧肋脊角有叩击痛。这种情况高度怀疑为嵌顿性输尿管结石，行床旁超声检查以进一步确诊。

按照本章基础部分中介绍的方法，行右侧腹部肋间扫查以获取右肾的图像（图 7-10）。观察可见右肾盂扩张，输尿管内压上升。进一步观察发现输尿管内结石嵌顿的可能性很高。右上腹横切面扫查追踪输尿管，发现交叉部有一粒约 8mm 大的嵌顿性结石（图 7-11）。虽然是较大的结石，但仍然可以采用保守疗法使结石自然排出。有一些医生主张肾脏位于背侧，输尿管的扫查也应从背侧开始，但实际上由于背侧肌群和髂骨的影响，背侧输尿管无法清晰地被追踪，**●重点** 因此推荐从腹侧进行扫查。应注意观察生理性狭窄的部位，这些都是容易发生嵌顿的部位，**●重点** 肾盂输尿管移行部、髂总动脉和输尿管交叉处，以及输尿管膀胱移行部。

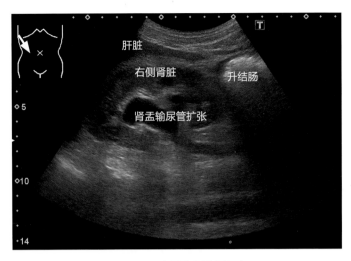

图 7-10　右侧腹部肋间扫查

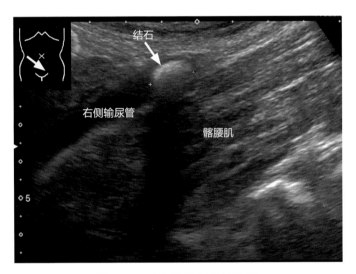

图 7-11　右上腹部的横切面扫查

　　　遗憾的是，我们常常在只获得单侧的肾盂积水的图像后就结束了床旁超声检查。制定治疗方案的第一步是确定肾盂积水是否因结石嵌顿引起，其次要考虑结石的大小和嵌顿的部位等信息。于是有人说："何不做一个 CT 检查呢？"实际上大部分的病例是在 X 线检查未见结石后，通过超声检查发现结石的。另外，作者们工作的医疗单位里也会评估输尿管的肿胀程度（肿胀严重的情况下输液反而会导致输尿管肿胀加剧，使嵌顿更难解除）。

　　🗨重点 单侧的肾盂积水可能是唯一能找到的输尿管结石的间接表现，我们还是要尽量获取输尿管结石的直接证据。

08 超声在运动系统疾病管理中的应用
从首选 X 线检查到首选超声检查

前田佳彦（刈谷丰田综合医院放射技术科课长）

> **要点**
>
> ◆ 运动系统疾病中骨以外的病变占绝大多数。
> ◆ 医生可固定探头后让患者活动关节（观察活动性）是超声检查最大的优势。
> ◆ 超声检查既可以观察静止的图像，也能实时观察病变部位活动时的影像。
> ◆ 将患侧与健侧进行比较（左右比较）更容易发现问题，一定要做比较。
> ◆ 注意各向异性现象（避免扫查方法引起的误诊）。

8.1 什么是运动系统超声检查

　　"先拍个 X 线片吧""X 线检查没有异常"，这是在骨科经常听到的对话。现在，诊断骨科疾病优先使用 X 线检查的观念正在被终结。与 X 线诊断相比，超声能够诊断的疾病种类更多且优势明显。对超声检查运用自如的骨科诊疗一线医生们会惊讶于有些医生还在使用 X 线检查，"从诊断到治疗十分快捷，是超声检查最大的魅力。"他们常常这样感叹。

　　发生这一变化的原因是超声技术的发展。超声检查可提供分辨率为 2mm 的高清图像并且仪器也非常便携。在时间和地点方面较小的局限性增加了超声仪的实用性，也很好地解释了为什么超声仪是急救、家庭诊疗、空中医疗、救护车等的必备工具。

　　因为运动系统疾病一般不会危及生命，所以在急救时仍应将心肺复苏放在首位，仅对运动系统疾病做一些应急处理。很多疾病的诊断都离不开超声检查，**🔵重点** 例如仅依赖 X 线诊疗时，很难对比小儿桡骨小头脱位的治疗前后影像，踝关节扭伤引起的撕脱性骨折被漏诊后可引起慢性踝关节不稳。

中老年患者常常因为肩痛被诊断为肩关节周围炎，许多人认为不进行治疗也会自愈，因此不需要担心。但只用膏药就可以吗？事实上，长年累月忍受疼痛不能安然入眠的患者比比皆是。

运动系统超声是解决这一难题的强有力的辅助手段。

运动系统超声能观察到运动系统的组成（骨、软骨、韧带、腱、肌肉、末梢神经、血管）。下面是对运动系统超声基础的解说。

8.2 探头的使用和设置

因为构成运动系统的组织和器官存在于浅表位置，所以应尽量使用频率较高（13 ~ 15MHz）的线阵探头，而扫查深于4cm的部位时又应使用7 ~ 10MHz的线阵探头。

在参数的设置方面，目前各厂家生产的设置了运动系统专用数据的超声设备越来越多，详情可以咨询各个厂家。参数设置的原则是能清楚明了地观察到骨和软骨，能清楚地观察到肌腱和韧带及神经的纤维构造，原则上采用高对比度。

8.3 基本图像1：骨的长轴切面

触诊对骨进行定位后，将探头置于相应位置（图8-1），能观察到线状高辉度超声影像（图8-2，↓）。此切面对诊断X线检查时不易分辨的肋骨骨折和髁上骨折很有帮助。

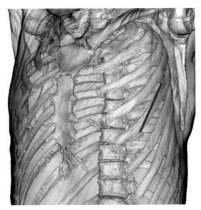

图8-1　肋骨的3D-CT影像

红线表示探头

（该院使用东芝社制CT Aqilion ONE）

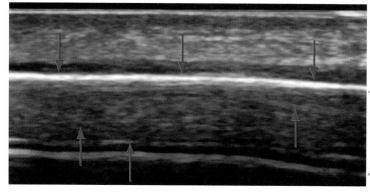

多重反射（伪影）
（↑）

图 8-2　肋骨的长轴切面

线状高辉度影像就是骨（↓），位于线状高辉度影像更深处的不连续线状影像就是骨的多重反射（伪影）（↑）

问题

为什么描记出的是线状高辉度超声影像？如图 8-2，骨表面几乎将全部超声波反射回探头，超声波无法传播到更深的位置，因此作为线状高回声图像被描记。读者可以参考人体各组织的声阻抗。

人体内的主要声阻抗 ×10^6［kg／(m^2·s)］

空气	0.0004	脂肪	1.35
水	1.50	血液	1.62
肾脏	1.62	肌肉	1.68
骨	7.80		

8.4　基本图像 2：软骨的长轴切面

软骨分为关节软骨和纤维软骨（半月板）。●**重点** 关节软骨是内部均一的媒介物质，内部几乎不发生反射，呈低回声（或囊状）（图 8-3，图 8-4）。

●**重点** 纤维软骨（半月板）由纵横交错的胶原纤维构成，因此内部反射很强，呈高回声影像（图 8-5，图 8-6）。

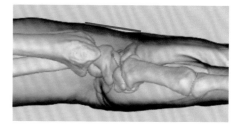

图 8-3　手关节的 3D-CT 影像

红线为探头
（该院使用东芝社制 CT Aqilion ONE）

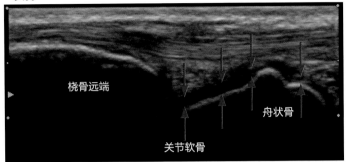

图 8-4　手关节长轴切面

　　左端为头侧，右侧为足侧。关节软骨是舟状骨正上方低回声区部分（↑）。软骨厚度和软骨的不规则图像是判断疾病有无的主要依据。原则上要进行长轴和短轴的扫查

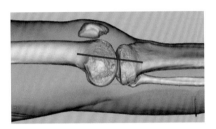

图 8-5　膝关节的 3D-CT 影像

红线为探头

（该院使用东芝社制 CT Aqilion ONE）

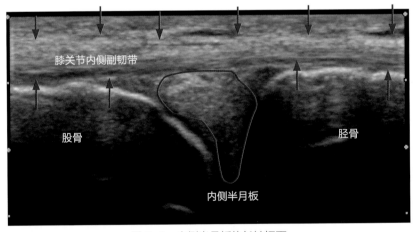

图 8-6　内侧半月板的长轴切面

　　三角形半月板的内部呈现均一的高回声影像（红线区域）。容易受到各向异性的影响，医生需要从多个方向确认重复性，一边微调探头的位置一边确认半月板的辉度。假设内侧半月板断裂，则能观察到内部的线状低回声影和形状不规则的低回声区。将膝关节部的股骨作为标记，在长轴上进行平行扫查

什么是各向异性？

　　各向异性是指检查对象的性质和分布因观察方向不同而不同，仅用 1 个切面判断容易引起误诊。

　　图 8-7a 示局部低回声区域提示韧带损伤（↓），而图 8-7b 从多个方向扫查后判断并无损伤（↑）。像这样从多个方向扫查能避免各向异性，平时需要多注意考虑各向异性。

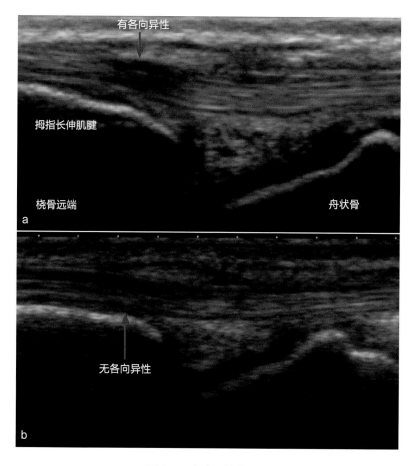

图 8-7　各向异性的影响

a. 存在各向异性

b. 无各向异性

8.5 基本图像3：韧带的长轴切面

韧带在长轴为线状高回声图像，呈现细纤维状层状排列的特征（图8-8，图8-9）。

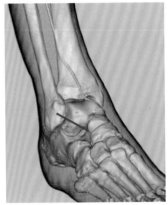

图8-8 踝关节的3D-CT影像

红线为探头

（该院使用东芝社制 CT Aqilion ONE）

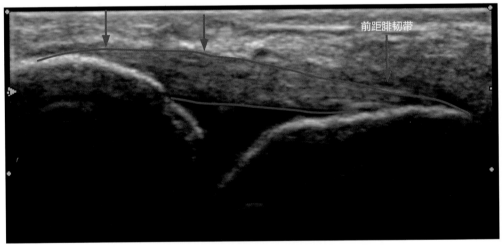

图8-9 前距腓韧带的长轴切面

原则上应进行长轴扫查。韧带是连接骨与骨的软组织，因此可以有意识地注意腓骨和距骨的连接部位，如此可较容易地描记图像（与其说是描记韧带图像不如说是描记骨与骨的连接处的图像）。这种方法能够获取清晰的韧带图像，但在附着部，声束的方向与之并不是直角，容易受各向异性的影响。应尽量使声束的方向与附着部呈直角，避免各向异性的发生

观察不稳定性时将探头固定，对踝关节内反加压后做出评价

基本图像 4：肌腱的长轴切面

与韧带相同，肌腱的纤维沿长轴方向规则排列，因此肌腱的长轴表现为线状高回声影像，呈现细纤维状层状排列的特征（图 8-10，图 8-11）。

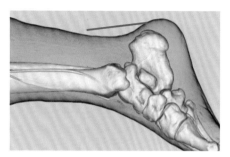

图 8-10　踝关节的 3D-CT 影像

红线为探头

（该院使用东芝社制 CT Aqilion ONE）

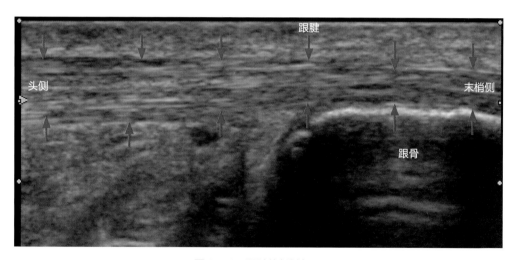

图 8-11　跟腱的长轴切面

留意各向异性并对短轴进行系统性扫查，确切地描记肌腱。随后，探头旋转 90° 扫查纵轴，能观察到细纤维状图像（↓↑）。短轴扫查观察到跟腱肿大仍须进行长轴的观察（为了把握断端的整体情况，推荐进行长轴扫查）

　　肌肉内部为均一的肌纤维束，呈现低回声影像；肌膜则由复杂的纤维交织而成，肌膜描记为高回声影像（图 8-12，图 8-13）。

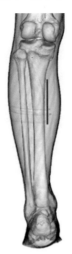

图 8-12　小腿的 3D-CT 影像

红线为探头

（该院使用东芝社制 CT Aqilion ONE）

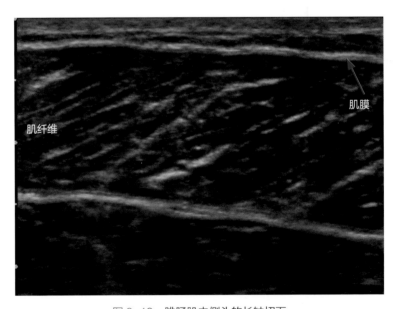

图 8-13　腓肠肌内侧头的长轴切面

　　原则上先进行短轴扫查，观察到肌纤维结构混乱（形状不规则的低回声区域）后进行长轴扫查

基本图像 6：神经的长轴切面

　　神经纤维束呈低回声影像，神经内膜和神经外膜呈高回声影像。神经在长轴切面可见分层结构，在短轴切面被描记为多房图像（图8-14，图8-15）。

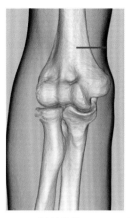

图8-14　肘关节的3D-CT影像

红线为探头

（该院使用东芝社制 CT Aqilion ONE）

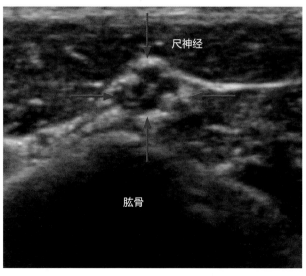

图8-15　尺神经的短轴切面（→）

　　以外伤部位和生理绞扼部位（肘部管、手根管等）为中心进行观察，原则上在短轴切面进行较大范围扫查。如果有发现，则进行长轴扫查。例如，本院曾遇到高频率下的伪神经瘤，其实是神经局部肿大并伴随神经纤维结构的消失，呈现低回声信号。同时显示2个画面比较患侧和健侧，有助于判断有无异常

8.9　桡骨小头脱位的评估

要点

◆ 超声检查可以帮助医生判断 X 线检查无法查见的环状韧带脱位。

◆ 旋后肌和环状韧带一起被拉入肱桡关节内，呈现的 J 字征（高回声）是桡骨小头脱位的特点。

◆ 在一项涉及 46 例患者的研究中，45 例患者有 J 字征表现。

◆ 超声检查有助于对环状韧带复位后的评价。

◆ 婴幼儿可被怀抱着接受扫查。

病例 1

患者 3 岁，男性，在公园玩耍时，被朋友无意间拉到手臂后摔倒。患者摔倒时手先着地，此后肘部不能弯曲，如果强行弯曲则感觉疼痛加重，因活动受限就诊。

将探头置于患者肘关节前面（桡骨侧）进行长轴扫查（图 8-16 红线），可描记出环状韧带。以观察到的极低回声的软骨影像为标志，医生可以判断患者有无 J 字征。一定要在同一切面将患侧与健侧进行对比（图 8-17）。医生确认 J 字征存在时，可确诊桡骨小头脱位。医生也应注意伴随环状韧带脱位出现的其他表现，医生有时可通过旋外肌和发生肿胀（高回声信号）的周围组织做出判断。

婴幼儿被抱着放在膝盖上也能顺利地接受扫查。

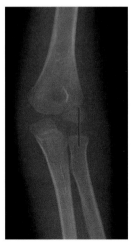

图 8-16　肘关节正面的 X 线图像

在 X 线图像里描记环状韧带困难。
红线为探头

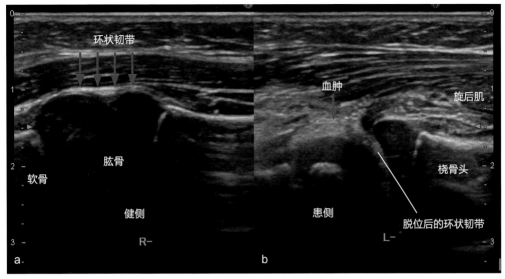

图 8-17 确认环状韧带脱位

a. 未见环状韧带脱位

b. 环状韧带和旋外肌一起被拉入肱桡关节内

8.10 跟腱断裂的评估

要点

◆ 原则上应进行短轴切面的扫查。

◆ 肌腱断裂的超声表现是肌腱明显肿大（扫查短轴切面时，对比患侧与健侧特别有助于诊断）。

◆ 肌腱断裂部位的细纤维状影像消失，变为低回声信号。

◆ 通过长轴扫查评估被动运动（足背屈）及肌腱的连续性来鉴别肌腱不全断裂和肌腱完全断裂，观察活动的肌腱可能引起疼痛，所以医生必须考虑到患者的感受。

◆ 断裂部位周围软组织通常会发生肿胀（软组织的高回声信号）。

病例 2

患者 51 岁，女性，打羽毛球时，足尖受伤，因足尖疼痛无法活动就诊。踝关节 3D-CT 影像见图 8-18。

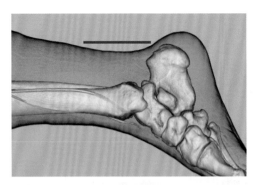

图 8-18　踝关节的 3D-CT 影像

红线为探头

（该院使用东芝社制 CT Aqilion ONE）

观察跟腱时原则上令患者取俯卧位，医生对短轴进行系统性扫查，描记跟骨后面的附着部。医生扫查短轴见疑似肿胀时，应观察健侧的相同位置和切面，以进行比较，这样有助于判断是否存在肿胀（图 8-19）。

若确认断裂部位周围肿胀，则损伤的可能性很大，在长轴切面扫查（图 8-20）观察被动运动（足背屈），如果细纤维状影像消失，又可见断端，则诊断为跟腱完全断裂。

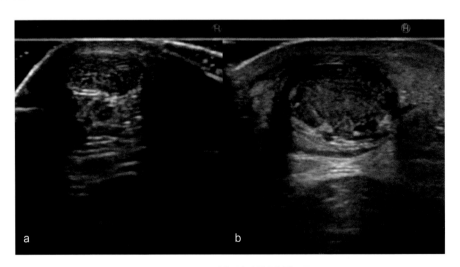

图 8-19　跟腱断裂时的短轴切面

a. 未见跟腱肿胀（健侧）

b. 未确认是不全断裂还是完全断裂，但断裂引起了肿胀（患侧）

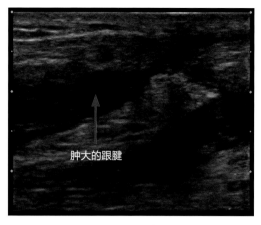

图 8-20　跟腱断裂（长轴切面）

跟腱明显肿大。细纤维状影像消失，呈现低回声信号。医生通过扫查长轴切面评估被动运动（足背屈）及肌腱的连续性，判断为肌腱不全断裂。断裂部位周围组织肿胀（软组织高回声信号）

8.11　肩袖断裂的评估

要点

- 肌腱断裂部位的细纤维状影像消失，呈现低回声信号。
- 鉴别肩袖的不全断裂和完全断裂是根据长轴扫查评价被动活动（上肢），从而判断肌腱有无连续性。肌腱活动时可能会引起疼痛，医生要考虑患者的感受。
- 断裂部位周围出现无回声区提示血肿或出血。
- 患者可以取坐位或者直立体位接受扫查。

病例 3

患者 72 岁，女性，从起床开始无法抬起手臂，因疼痛剧烈、活动受限就诊。肩关节的 **3D-CT** 影像见图 8-21。

肩袖异常以大结节表面的不规则影像、腱板内低回声影像（细纤维状影像消失）、断端的定位，以及法氏囊周围脂肪凹陷和平坦化（正常时凸起）为特征（图 8-22b）。长轴扫查时医生应仔细查看有无上述影像表现。

肩峰下滑囊内的低回声或无回声区域提示水肿，在腱板断裂时常见（伴有水肿时更易发现断裂部）。观察被动活动（外旋、内旋等）时，腱板和肩峰下滑囊的位置和形态会发生变化，可能描记出静止观察时无法描记到的表现，因此一定不能忽略被动活动时的观察。

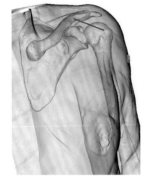

图 8-21　肩关节的 3D-CT 影像

红线为探头

（该院使用东芝社制 CT Aqilion ONE）

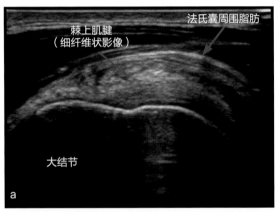

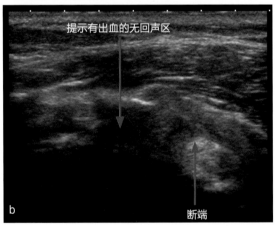

图 8-22　肩袖断裂

a. 未查见肩袖断裂

b. 肩袖完全断裂（细纤维状影像消失）

> **要点**
>
> ◆ 踝关节扭伤的常见表现是韧带断裂。X 线检查无法拍到韧带，诊断一般写作扭伤。
>
> ◆ 外髁骨骨骺线闭合前的儿童踝关节扭伤患者几乎都伴随撕脱性骨折（内翻扭伤一般都是腓骨附着部的撕脱）。通常的 X 线检查漏诊的可能性很大。
>
> ◆ 韧带断裂的超声特征为韧带明显肿大，细纤维状影像消失，变为低回声影像。
>
> ◆ 不全断裂和完全断裂的鉴别方法是长轴扫查时将探头固定于踝关节上再施加向内的压力，观察判断韧带有无连续性。观察关节活动可能引起疼痛，医生要考虑患者的疼痛感受。确认是否存在不稳定时，可以加压扫查。
>
> ◆ 损伤部位周围的软组织多有肿胀改变（软组织的高回声影像）。

> **病例 4**
>
> 患者 9 岁，男性，踢足球时足部内翻扭伤，随后无法行走。踝关节 3D-CT 影像见图 8-23。

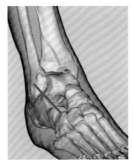

图 8-23 踝关节 3D-CT 影像

红线为探头

（该院使用东芝社制 CT Aqilion ONE）

X 线检查无法拍到韧带（图 8-24）。超声检查不仅能观察到软组织也能观察到骨折（但无法评价骨挫伤）。

距腓前韧带断裂时，细纤维状影像会消失，韧带肿大，呈现低回声影像（图 8-25），这时很难获取韧带的整体影像。医生应有意识地在腓骨和距骨的附着部进行长轴扫查（图 8-26）。

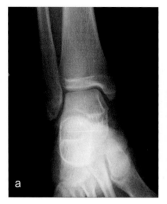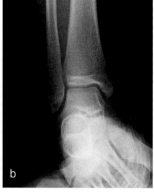

图 8-24　踝关节扭伤的 X 线图像

a. 无压力时的 X 线图像

b. 加压（向内压力）时的 X 线图像

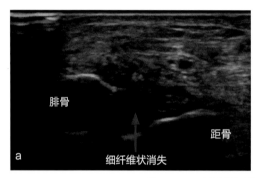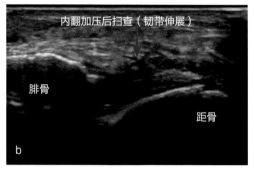

图 8-25　距腓前韧带不完全断裂的长轴切面

a. 无压力时的超声图像

b. 加压（内翻压力）时的超声图像

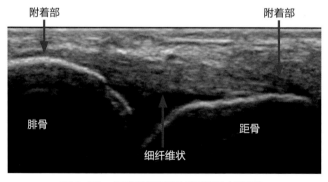

图 8-26　距腓前韧带的长轴切面（健侧）

　　原则上进行长轴扫查（正常情况下呈细纤维状影像）。多加注意能描记出腓骨和距骨（与其说是描记韧带，不如说是描记骨附着部更加确切）。附着部特别容易受各向异性的影响，因此多个方向进行扫查非常重要

> **要点**
>
> ◆ 原则上进行长轴切面扫查。体表表浅部位的扫查需要涂抹较多的耦合剂，扫查时无须压迫（感觉探头放在耦合剂上）。
> ◆ 手指的运动系统疾病包括韧带损伤、掌侧板损伤、脱位、软骨损伤、骨折等。
> ◆ 医生主要观察肌腱、侧副韧带的细纤维状影像存在与否，韧带附着部有无撕脱性骨折，以及掌侧板内部的不规则影像（正常时为均一的高回声信号）。

病例 5

患者 21 岁，女性，打篮球时球撞击到指尖受伤，因小指无法屈伸就诊。X 线图像及 3D-CT 影像见图 8-27 和图 8-28。

患者取坐位，坐在与采血台同高度的座位上接受扫查，嘱其尽可能伸直手指。医生对患者手掌侧的患部关节（MP、PIP、DIP）进行长轴扫查，能观察到屈肌腱正下方的掌侧板。与正常（图 8-29）比较，手指严重肿胀时，皮下软组织也会呈现肿胀状态。掌侧板损伤部位观察到低回声影像（图 8-30）。另外，医生还要观察侧副韧带细纤维状影像是否消失，并确认是否存在剥脱性骨折。

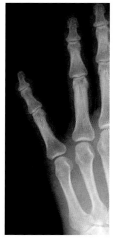

图 8-27　小指 X 线图像（正面）

X 线检查无法拍到韧带、肌腱、掌侧板等软组织

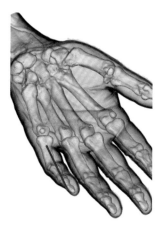

图 8-28　小指的 3D-CT 影像

红线为探头

（该院使用东芝社制 CT Aqilion ONE）

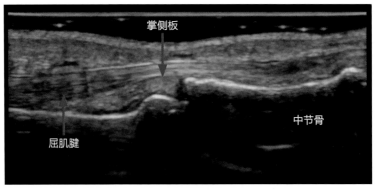

图 8-29　正常的掌侧板长轴切面（图为 PIP 关节）

屈肌腱正下方的内部观察到均一的高回声信号

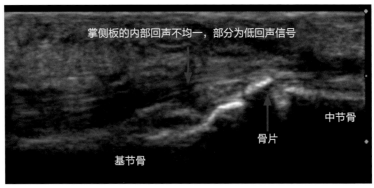

图 8-30　掌侧板损伤和剥脱性骨折（中节骨）

手指部位容易并发掌侧板损伤，医生应以关节周围为中心扫查。一般撕脱性骨折（直接外力）和剥脱性骨折（间接外力）的影像相同

8.14 肌纤维断裂的评估

> **要点**
>
> ◆ 原则上进行短轴切面扫查。医生在短轴切面上观察到肌纤维结构混乱的情况后，再在长轴切面观察有无重复性。
>
> ◆ 急性期的肌肉挤压可通过肌纤维结构的混乱及周围组织的肿胀变化（软组织的高回声信号）确认。
>
> ◆ 肌纤维断裂有时伴随出血（无回声区）和血肿（内部不均一的低回声）。
>
> ◆ 将患侧与健侧进行比较，有助于判断有无异常。

病例 6

患者 66 岁，女性，下楼梯时听到咔嚓声后自觉腓肠肌局部疼痛，因无法行走而就诊。X 线图像及 3D-CT 影像见图 8-31 ~ 图 8-33。

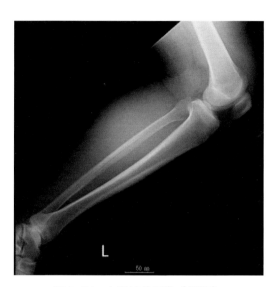

图 8-31　小腿 X 线图像（侧面）

X 线检查无法拍到肌肉、韧带等软组织影像

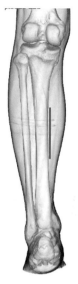

图 8-32　小腿背侧的 3D-CT 影像

红线为探头

（该院使用东芝社制 CT Aqilion ONE）

患者可根据损伤部位选择相应的坐位、俯卧位、仰卧位等。X 线检查无法拍到肌纤维影像，因此可能会有"X 线检查未见异常"的结论。但通过超声观察到的肌肉挤压等异常并不少见，故怀疑肌肉损伤时应该首选超声检查。

将患侧与健侧进行比较很有意义（图 8-34，图 8-35）。二者对比很容易观察到区别，且有助于医生向患者解释病情。

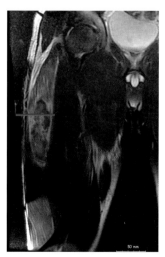

图 8-33　T2W1 脂肪抑制图像

红线为探头

（该院使用东芝社制 CT Aqilion ONE）

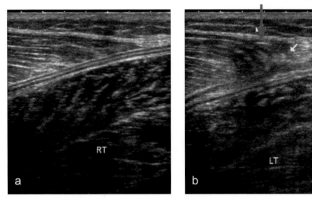

图 8-34 腓肠肌内侧头长轴切面

a. 可见清晰的肌纤维结构（健侧）

b. 肌纤维结构排列混乱（患侧）

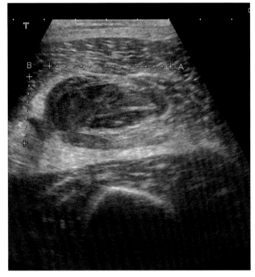

图 8-35 股外侧肌短轴切面

肌纤维结构混乱，形状不规则，呈现内部不均一的低回声影像

【参考文献】

[1] 皆川洋至：整形外科超音波画像の基礎と臨床応用 見えるから分かる，分かるからできる．日整会誌 86：1057-1064, 2012.

[2] 土肥大右：肘内障の超音波画像所見．日整外超音波研会誌 24：68-71, 2012.

09 血管超声
血流可视化检查可获得更多的信息

平井都始子（奈良县立医科大学附属医院综合影像诊断中心教授）

基础

要点

◆ 观察血管时不要压迫探头，原则上应进行横切面和纵切面的观察。

◆ 采用彩色多普勒和脉冲多普勒超声观察纵切面时，应尽量将血流方向和声波方向的夹角调整到最小，并且使用倾斜功能。

◆ 颈动脉的血流波形与四肢动脉的正常血流波形不同。

◆ 体位、压力、呼吸都易导致静脉影像的变化。

◆ 需要熟悉彩色多普勒超声检查产生的伪影。

9.1 用超声技术观察血管

观察脉管系统时，用超声检查颈动脉、桡动脉和股动脉等能触到脉搏的部位，不仅可以获得形态学的信息还能获得详细的血流信息。

动脉超声观察不仅需要使用 B 型超声还必须使用彩色多普勒和脉冲多普勒超声。多普勒超声能够帮助医生观察到管腔的狭窄、闭塞，以及血流方向和速度，医生可以实时观察血流波形。即使在检查的部位没发现异常，医生也可以从血流波形图分析血管的头侧和足侧有无病变，无须对血管进行全面检查。确定了观察的点之后，医生在短时间内就可获得制定治疗方案所需的病情信息。

9.2 探头的使用和扫查方法

观察腹主动脉时应使用 3.5MHz 的凸阵探头，颈部和四肢的浅表血管应使用 7.5MHz 以上的线阵探头进行观察。桡动脉和足背动脉位于皮肤正下方 1cm 处。需要使用10MHz以上的高频探头进行观察。肥胖和浮肿患者的血管往往位于体表5cm以下，医生即使观察浅表的血管也需要使用3.5MHz的凸阵探头。

扫查血管原则上采用横轴切面扫查和纵轴切面扫查。固定患者手腕后，医生将探头置于患者皮肤上轻轻滑走。●**重点** 避免压迫探头（图9-1）。通常情况下，使声束与血管壁呈垂直方向放置探头。横切面可见描记出的动脉切面的圆形图像。纵切面与横切面垂直，是沿血管走行的最大面积的图像。

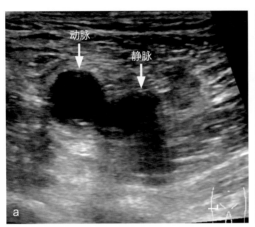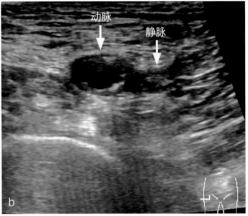

图 9-1　压迫引起静脉变化

a. 未压迫探头
b. 压迫探头

9.3 动脉和静脉的不同检查方法

观察能触摸到脉搏的表浅动脉的同时必须观察与之并行的静脉。在侧颈部的颈内静脉位于颈总动脉的浅部稍外侧，腹股沟部的股总静脉位于股总动脉的内侧深部，虽然各处动静脉位置关系稍有差别但几乎都是左右对称走行。

动脉的血管壁厚，横切面呈圆形；而静脉的血管壁较薄，容易随着探头的放置和运行引起的压迫变形。在高于心脏的位置观察时，医生会观察到血管塌陷和变细的情况，肢体下垂时血管则会变粗。患者深呼吸时血管也可能发生变化。●**重点** 观察动脉可使用B型超声、彩色多普勒超声、脉冲多普勒超声，观察静脉则主要使用B型超声，医生可轻压探头、令患者变换体位及深呼吸等以增加负荷观察血管变化（图9-2）。

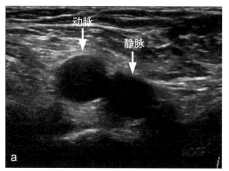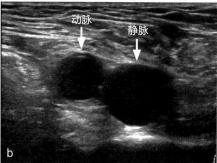

图 9-2　静脉形态随呼吸变化

a. 呼气时

b. 深吸气后屏住呼吸

9.4　基本图像 1：右侧颈部超声

浅表血管在皮肤正下方走行，使用 B 型超声描记能获得更清晰的图像。为使血管内腔变为黑色（无回声区），医生需要调整增益。

以颈动脉为例。医生触摸到脉搏后首先进行横切面扫查（图 9-3），与动脉并行的静脉描记为黑色圆形图像。轻压探头会变形的便是静脉，无变化的是动脉。将角度调整至动脉呈圆形位于图像中央，医生固定手腕，沿着血管走行移动探头进行扫查，对血管的头侧和足侧的切面进行连续观察。接着，　**🗨重点** 令描记为圆形的动脉位于图像中央，医生一边在图像中央描记血管一边将探头 90° 旋转，则可以得到动脉的纵切面图像（图 9-4）。观察静脉的方法与此相同。

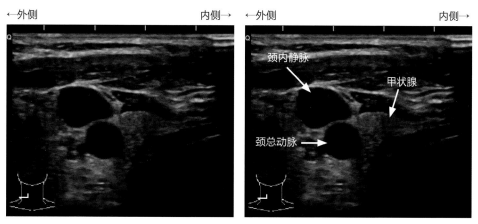

图 9-3　颈总动脉横切面（卧位）

在右侧颈部触摸到动脉的搏动，以此为中心进行横轴扫查，则能观察到与甲状腺右叶相接的圆形颈总动脉，在其浅表的外侧的颈内静脉呈菱形。内腔腔面平滑几乎呈无回声图像

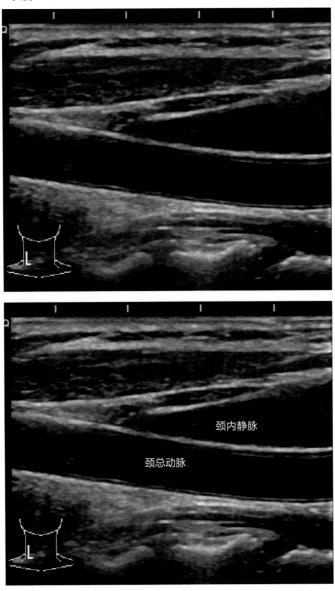

←头侧　　　　　　　　　　　　　　　　　　　足侧→

颈内静脉

颈总动脉

图 9-4　颈总动脉纵切面（卧位）

　　令颈总动脉呈圆形的横切面位于图像中央位置，一边观察动脉一边将探头顺时针旋转 90° 便可获得颈总动脉的纵切面。靠近足侧可观察到浅部的颈内静脉。动脉壁从内到外呈现高低高辉度的 3 层信号

体位变化引起静脉影像消失

　　静脉处于比心脏高的位置则会塌陷，内腔变小（图9-5），受探头压迫后更易塌陷。

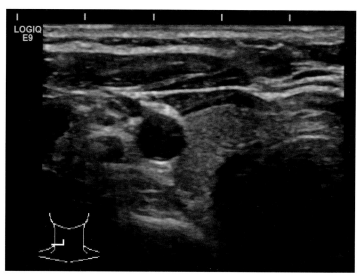

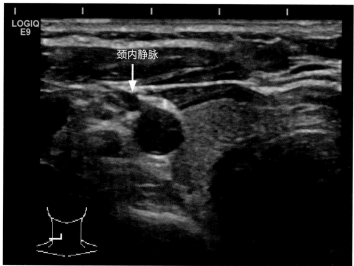

颈内静脉

图9-5　因体位变化引起的静脉变化

　　与图9-3为同一切面（坐位）。卧位时，在基本的横切面中观察到的颈内静脉比动脉稍大，但在坐位时轻压探头几乎无法观察到颈内静脉

体位变化引起血管影像变化，会是静脉血栓吗？

如果静脉淤滞情况持续，可见内腔变白，称为烟雾状回声（图9-6）。

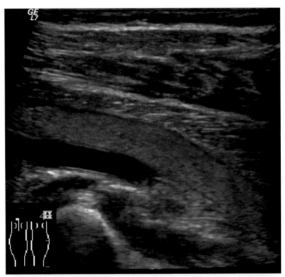

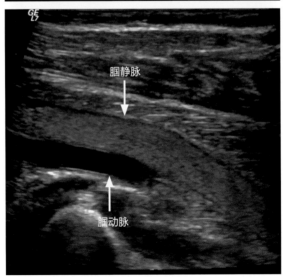

图9-6　烟雾状回声

腘动脉内腔呈现黑色无回声影像，浅部走行的腘静脉内腔被描记为白色，即烟雾状回声，提示为静脉淤滞而非血栓

与动脉并行的静脉的血流方向与动脉相反，一边表现为红色，另一边则表现为蓝色。在收缩期动脉内腔整体呈现红色或蓝色，调整彩色增益使血管外不出现着色。

使用彩色多普勒超声检查时，血流方向与声束方向夹角越小所得图像质量越好，这需要花费一定的工夫。其次，需要将流速标尺和过滤参数调整到与目标血管的血流速度相应的数值，目前的仪器大多已经设置了初始参数，●**重点** 选择与血管检查相吻合的参数再开始检查是成功的关键。

●**重点** 原则上使用彩色多普勒和脉冲多普勒超声进行纵切面的观察，血流方向和声束的夹角应尽可能小（推荐在 60° 以下）（图 9-7）。

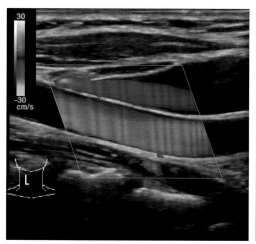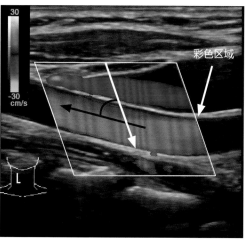

彩色区域

图 9-7 颈总动脉彩色多普勒超声纵切面

用彩色多普勒超声以一定的夹角描记出图像，彩色区域是用倾斜功能（彩色的声束斜向射出）尽量减小声束与血流方向的夹角而获得的高质量彩色图像。红色表示颈总动脉中血液向头侧流动，蓝色表示颈内静脉中血液向足侧流动

声束与血流方向之间的角度越小，获得的颜色描记越清楚，血流波形的测定误差也越小。因此，医生应将探头的一边稍微压紧，使用倾斜功能令声束方向尽可能接近血流方向，以使描记血管时声束相对于血流方向只稍微倾斜（图 9-8）。彩色多普勒超声进行横切面观察时，探头朝着血管走行方向倾斜就能比较容易的获得彩色图像（图 9-7）。

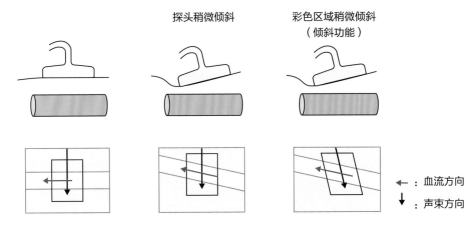

探头稍微倾斜　　　彩色区域稍微倾斜
（倾斜功能）

←：血流方向

↓：声束方向

图 9-8　多普勒超声观察时的技巧

脉冲多普勒超声检查是将能覆盖血管管腔 50% 以上的范围的取样容积置于血管中央，按压按键后可获得血流信号图（图 9-9）。许多仪器都可在获得正确的血流信号图后，自动测量收缩期的最高流速。我们非常期待能够通过角度修正获得更准确的测量结果，有时候医生只观察血流波形的形态也能判断有无异常，因此我们一定要熟练掌握彩色多普勒和脉冲多普勒超声检查技术（图 9-10）。

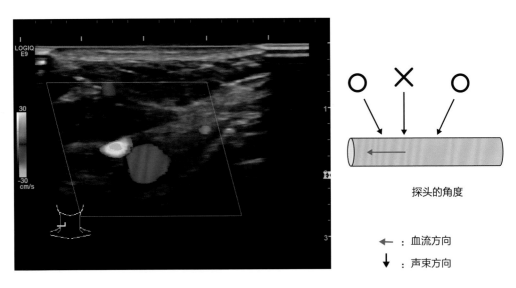

探头的角度

←：血流方向

↓：声束方向

图 9-9　颈总动脉彩色多普勒超声检查横切面

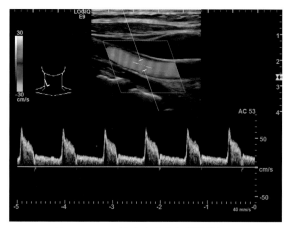

图 9-10 颈总动脉脉冲多普勒纵切面

在显示色彩的动脉中央设置样品容积，脉冲多普勒
超声获得血流波形图，角度修正后，测定血流速度

问题

彩色多普勒超声的伪影与动脉夹层影像的鉴别

主动脉和颈动脉的血流呈螺旋状，在横切面观察时，医生按顺时针和逆时针方向旋转探头，血管中央的右侧为红色信号，左侧为蓝色信号，也可以用相反的颜色表示血流方向。在此需要鉴别与动脉夹层的不同之处（图 9-11）。动脉夹层的假腔和真腔的血流速度及时间流速等完全不同，影像上也没有明显地被分为一半红色一半蓝色。

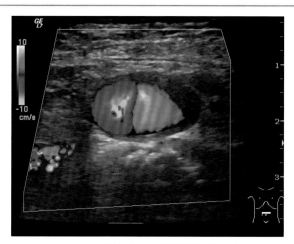

图 9-11 彩色多普勒超声的伪影（1）

彩色多普勒超声观察腹主动脉和颈总动脉，图像从
中间分为蓝色和红色。血流一边旋转一边流动，但并不是
夹层。未见内膜瓣且通常在同一时间观察到红色和蓝色信
号就可以排除动脉夹层

问题

彩色多普勒超声的伪影：有两支动脉吗？

如果存在骨组织等强反射界面，则会在深部观察到镜面伪像（图 9-12）。使用 B 型超声也能观察到镜面伪像，但彩色多普勒超声下镜面伪像更清晰。经常被观察到镜面伪像的血管是锁骨下动静脉。

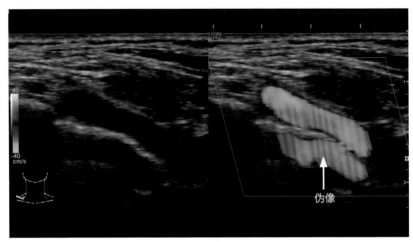

图 9-12　彩色多普勒超声的伪影（2）

观察锁骨下动脉等背侧有骨组织等强反射界面的动脉时，医生很多时候能看到深部有一条平行的高辉度的线形影像。浅面为实际的血管，深面则为伪影

部位不同血流波形不同

动脉无管腔狭窄或闭塞时，在收缩期每个部位上升支血流波形都相同，血流速度也基本相同；但在舒张期，血流波形会随着末梢血管的张力不同而不同。为脑和肾脏等脏器提供营养的动脉在舒张期也出现离心方向血流，而在四肢动脉中，血流在舒张早期会出现反流，在舒张期几乎不能确认到血流信号（图 9-13）。熟知正常血流波形图后，即使未在测量部位发现异常，医生也可以估计头侧和足侧的情况。

需要注意的是，血流波形会受到运动、室温和体位变化的影响（图 9-14）。医生需在患者保持安静状态一定时间后再进行脉冲多普勒超声观察。

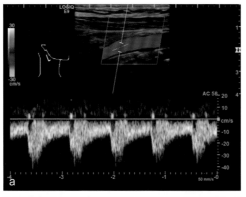

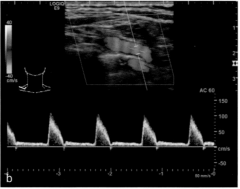

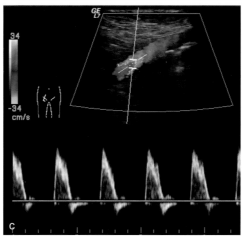

图 9-13　不同部位的血流波形图不同

颈内动脉和肾动脉等脏器的营养动脉在舒张期仍保持血流速度，但营养四肢的动脉在舒张早期一过性反流，在舒张期几乎观察不到血液流动。即使正常情况下，不同动脉的血流波形图也有所不同

　　a. 颈内动脉

　　b. 锁骨下动脉

　　c. 股总动脉

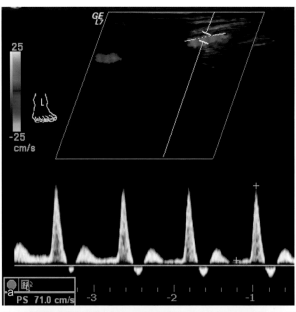

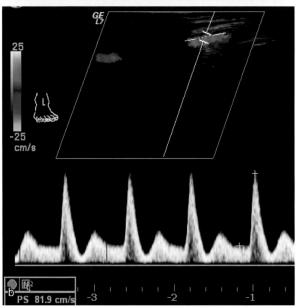

图 9-14　体位变化引起血流波形的变化

　　下肢从卧位变为低垂位时，收缩期的血流波形未发生很大的变化，但血流波形在舒张期出现变化。考虑引起这一变化的主要原因是重力作用导致末梢血管扩张，使血管抵抗力降低

　　a. 足背动脉（卧位）

　　b. 足背动脉（下垂后）

动脉瘤和动脉夹层等需要紧急诊断和治疗的血管病变中,一部分病变只用 B 型超声立刻就能观察到,彩色多普勒超声还可诊断出闭塞和狭窄。另外,医生用脉冲多普勒超声获得血流波形后,可估计观察部位的头侧的闭塞情况。本章后面的内容将对涉及以下方面的病例进行讲解:①颈动脉扫查;②确认有无血管病变;③超声诊断动脉闭塞性病变。

9.6 颈动脉扫查

要点

◆ 横切面扫查和纵切面扫查交替观察。

◆ 确认血管壁和内腔。

◆ 避免压迫。

◆ 彩色(能量)多普勒超声观察。

◆ 在固定切面对斑块进行观察。

颈动脉超声是在体检中为了观察动脉硬化程度而进行的一项检查。医生对从颈总动脉到颈内、外动脉分叉部的末梢侧进行全面连续的扫查,扫查过程中应特别重视血管壁和内腔面。为防止刺激颈动脉窦和降低活动性血栓脱落的危险,医生应避免按压颈动脉。

病例 1

患者 84 岁,男性,因陈旧性心肌梗死和头晕接受颈动脉检查。

医生在患者左颈内动脉观察到斑块伴钙化灶。彩色(能量)多普勒超声和可使之前在 B 型超声下不清晰的低辉度斑块变得清晰。斑块表面观察到溃疡性病变(图 9-15)。

颈动脉狭窄或闭塞的无症状病例较多见,很多心肌梗死等其他动脉硬化的病例也存在颈动脉病变。例如,图 9-15 中的病例 ●**重点** 如果只用 B 型超声检查可能漏诊低辉度斑块,因此必须使用彩色(能量)多普勒超声加以确认。低辉度斑块合并溃疡、可动性斑块，以及随着心脏搏动发生变形的斑块（水母征）都是发生脑血管栓塞的高危因素，因此定位到斑块后应固定探头密切观察斑块的可动性和变形状态。

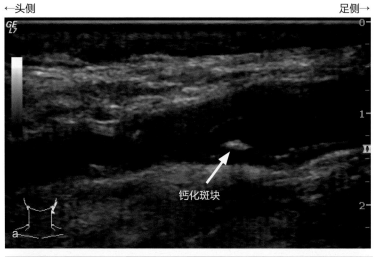

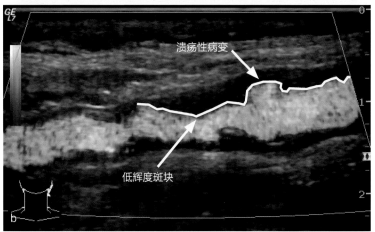

图 9-15　陈旧性心肌梗死和头晕的病例

　　a. 左颈内动脉纵切面，钙化的斑块

　　b. 彩色（能量）多普勒超声检查可清楚地观察到用 B 型超声无法明确观察到的低辉度斑块，以及发生局部凹陷的管壁内表面（溃疡性病变）

病例 2

　　患者 14 岁，女性，因倦怠感和发热、收缩压 150mmHg 左右的高血压和头痛行进一步检查，确认左肾动脉起始部狭窄。在年轻女性肾动脉起始部发现狭窄可能提示高安动脉炎（大动脉炎综合征），故行超声检查观察颈动脉。

医生观察到患者左颈总动脉管壁全周肥厚和内腔狭窄，右侧也查见相同异常，并且观察到高安动脉炎特征性的通心面征。 💬 **重点** 弹性血管颈总动脉的管壁肥厚，肌性血管颈内动脉和颈外动脉并不表现出异常，这是高安动脉炎的特征性表现（图9-16）。

颈动脉超声未见通心面征并不能完全排除高安动脉炎，但是一旦出现此征即可确诊，因此通心面征的超声检查意义重大。

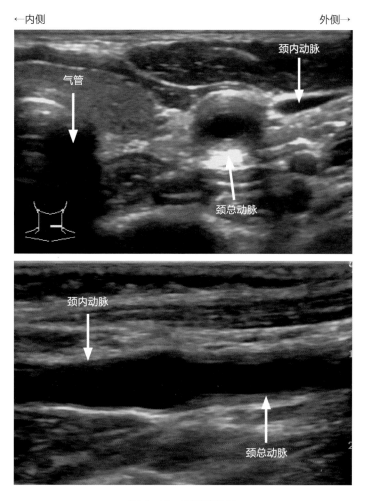

图9-16 高安动脉炎

观察左颈总动脉横切面，见动脉全周管壁肥厚、内腔狭窄，为通心面征，是高安动脉炎的特异性表现，颈内动脉未见异常。右侧各动脉也见到同样征象

患者 76 岁，男性，因脑梗死入院。因患者尚处于发病早期，医生考虑溶栓治疗（t-PA 疗法）。若患者合并胸主动脉夹层则在溶栓适应证外，医生为明确患者情况，行颈动脉超声检查。

观察右颈总动脉，血管内腔查见随心脏搏动活动的线状结构，疑似内膜瓣（图 9-17）。彩色多普勒超声查见线状结构颜色缺失，两侧颜色亮度稍有不同，诊断为存在假腔的夹层动脉（图 9-18）。

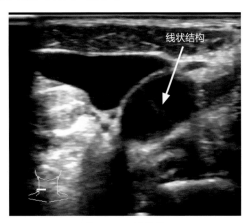

图 9-17　脑梗死

横轴扫查观察右颈总动脉，发现血管内腔似被淡淡的线状结构一分为二，该线状结构疑似内膜瓣

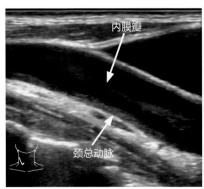
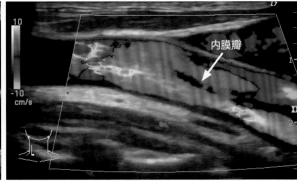

图 9-18　脑梗死（与图 9-17 为同一病例）

沿血管长轴行纵轴扫查也能查见随心脏搏动的线状结构。彩色多普勒超声观察可见线状结构颜色缺失，线状结构两侧显示亮度和血流方向稍不同的颜色，因此判断线状结构应为内膜瓣，诊断为存在假腔的夹层动脉

确认有无血管病变

病例 ⊿

患者 65 岁，男性，接受从左股总动脉到心脏介入检查次日，穿刺部位稍膨隆，触诊有搏动。医生对膨隆部行超声检查。

皮下查见与动脉连接的无回声至低回声肿瘤（图 9-19）。彩色多普勒超声查见从动脉到肿瘤内连续着色，因此诊断为假性动脉瘤（图 9-20）。超声介导下注入凝血酶使其血栓化后，次日检查是否还有血流（图 9-21）。

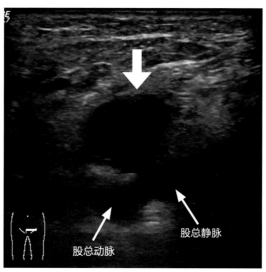

图 9-19　心脏介入检查后的假性动脉瘤（1）

横切面扫查观察左腹股沟处的膨隆，查见股总动静脉前面皮下直径为 1.5cm 的椭圆形无回声至低回声肿瘤（→），与动脉界限不清，动脉搏动时肿瘤也与之一起搏动

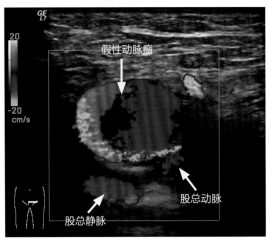

图 9-20　心脏介入检查后的假性动脉瘤（2）

（与图 9-19 为同一病例）

　　彩色多普勒超声观察，从股总动脉到肿瘤都显示连续的彩色血流信号，肿瘤内查见回旋样彩色血流信号，因此确诊从动脉穿刺部位到皮下形成假性动脉瘤

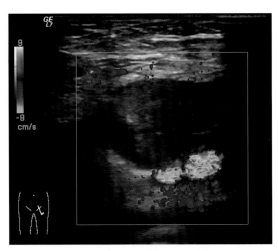

图 9-21　心脏介入检查后的假性动脉瘤（3）

（与图 9-19 为同一病例）

　　动脉和假性动脉瘤的交通部分较细，超声引导下直接在假性动脉瘤注入凝血酶使其血栓化。次日用彩色多普勒超声观察，见肿瘤内的无彩色血流信号，确认血栓形成

　　假性动脉瘤可能是动脉穿刺或外伤的合并症。搏动性膨隆出现时，医生需要鉴别是血肿还是假性动脉瘤，用彩色多普勒超声探查可立即诊断。动脉和假性动脉瘤

的交通部分范围较大时应进行外科手术，仅有 1 ~ 2mm 时医生可采用超声引导下探头压迫或凝血酶注入的简便方法使假性动脉瘤血栓化。超声检查对于假性动脉瘤的诊断、治疗方案的选择、治疗、治疗后的效果评价都颇具价值。需要注意的是，假性动脉瘤和血肿都使从皮肤表面到血管的距离变长，因此需要使用比通常频率低的探头，同时采用彩色多普勒超声的一般设定参数即可。 **重点** 扫查时为了避免压迫动脉，应大量使用耦合剂进行多个方向的观察。个别病例仅用压迫式治疗法，中断动脉瘤中的血流即可。成功治疗，也有假性动脉瘤在强力压迫后发生大部分瘤体血栓化的病例。

疑似血管病变时，在病变部位放置探头，许多时候，医生用 B 型超声和彩色多普勒超声观察就能简便地诊断出血管病变，请一定要将超声检查灵活运用于血管疾病中。

9.8 超声诊断动脉闭塞性病变

要点

- 怀疑存在动脉闭塞性病变时，医生应令患者采用同一姿势以对左右侧动脉进行对比检查。
- 在能摸到脉搏的部位（肱动脉、锁骨下动脉、股总动脉、腘动脉等）进行超声观察。
- B 型超声检查无异常时也应进行彩色多普勒和脉冲多普勒超声观察。
- 一定要对左右侧进行血流波形比较，流速标尺一致的情况下医生可通过肉眼判断。

病例 5

患者 60 岁，男性，突然出现右脸及右脚麻木、右下肢无力感，症状无改善急诊入院。头部 MRI 观察到新的梗死和脑血管狭窄等异常。腹股沟右侧比左侧搏动弱，行右股总动脉超声检查观察是否存在右下肢动脉闭塞性病变。

根据症状，医生相信超声检查血管内腔一定能发现异常（图 9-22）。彩色多普勒超声检查血管发现，只有一部分可查见彩色血流信号，从而确诊从股总动脉到股浅、股深动脉分支处血管闭塞（图 9-23）。

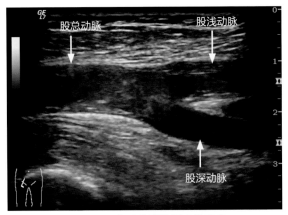

图 9-22 右下肢动脉闭塞性病变

在股总动脉的股浅、股深动脉分支处观察到血管内腔疑似淡淡的低回声信号而非无回声信号

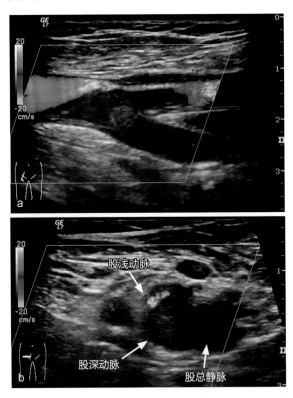

图 9-23 右下肢动脉闭塞性病变（与图 9-22 为同一病例）

彩色多普勒超声观察，见股浅动脉仅有一部分显示彩色血流信号，因此诊断该部位存在狭窄病变。股深动脉无彩色血流信号疑完全闭塞

a. 彩色多普勒超声纵切面

b. 彩色多普勒超声横切面

患者 66 岁，男性，因急性心肌梗死入院，冠状动脉内留置支架后症状减轻，不久前自觉左上肢麻木，易疲劳。上肢血压为右侧 151/90mmHg，左侧 105/83mmHg。观察肘关节水平的肱动脉，脉冲多普勒超声测量左右侧血流波形图。

B 型超声和彩色多普勒超声检查未发现左右明显不同的彩色血流信号，脉冲多普勒超声检查所获得的血流波形图可见右肱动脉在收缩期主峰尖锐，舒张期几乎无血流，左肱动脉从收缩期到舒张期的波形都宽且平滑。收缩期的最高血流速度较慢，右侧为 81.4cm/s，左侧为 29.4cm/s（图 9-24，图 9-25）。左上臂的血流波形表明观察部位的头侧存在有临床意义的狭窄或闭塞。接着，观察更靠近头侧的锁骨下动脉，血流波形图也出现同样的波形。因此，医生怀疑左锁骨下动脉起始部存在闭塞性病变，可用微型凸阵探头观察。彩色多普勒超声检查见左锁骨下动脉的起始部闭塞（图 9-26），行 CT 造影检查，确认左锁骨下动脉闭塞（图 9-27）。

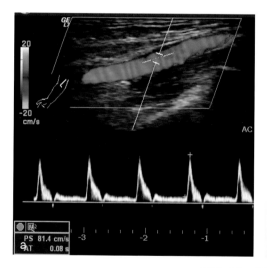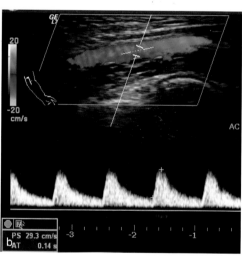

图 9-24　急性心肌梗死

左右肱动脉都有良好的彩色血流信号，未发现观察部位有明显异常。脉冲多普勒超声获取血流波形图后，查见右肱动脉在收缩期出现尖锐峰顶，舒张期几乎无血流，左肱动脉从收缩期到舒张期的波形都宽且平滑。收缩期的最高血流速度较慢，右肱动脉为 81.4cm/s，左肱动脉为 29.4cm/s。

　　a. 右肱动脉

　　b. 左肱动脉

四肢麻木发冷、易疲劳等症状发生时，应怀疑动脉闭塞性病变，有的医生认为动脉很长，无法用超声检查。其实，例如在本章病例 1 中观察到的搏动较弱部位，大致可以怀疑存在病变，然后在此进行彩色多普勒超声检查，诊断出狭窄和闭塞。病变部位无法确定时，例如病例 2，获取左右两侧动脉的血流波形图，医生可以诊断出有临床意义的狭窄和闭塞。通常，头侧无闭塞性病变存在时，左右侧动脉的血流波形图都呈现收缩期尖锐峰顶，舒张早期出现反流，反流后出现舒张期平滑波形表现，且左右侧动脉在收缩期的最高流速无差别。医生比较左右两侧血流波形图时，

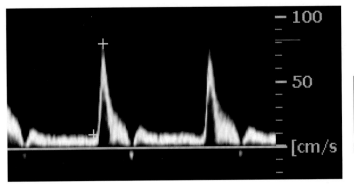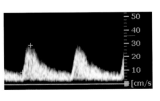

图 9-25　急性心肌梗死（1）（与图 9-24 为同一病例）

测量血流流速时，将波形尽量放大，注意要用同一比例显示左右侧的波形以判断有无差别

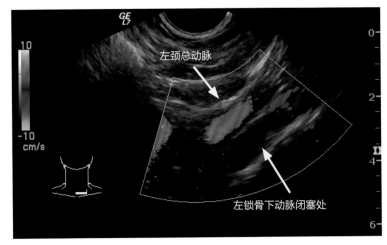

图 9-26　急性心肌梗死（2）（与图 9-24 为同一病例）

采用微型凸阵探头观察主动脉弓到左锁骨下动脉的分支处，可查见并行的颈总动脉红色血流信号显示良好，但左锁骨下动脉彩色血流信号缺失，判断存在闭塞

应令患者取同一体位，在同一部位观察。另外，流速的比例尺也要相同，这样医生就可以通过肉眼判断。 💬 **重点** 动脉的血流波形图正常的话，至少可以排除观察部的头侧存在需要治疗的闭塞性动脉疾病。

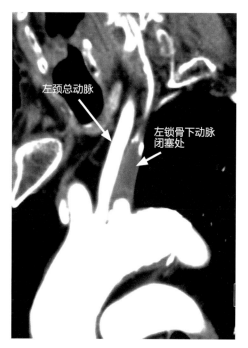

图 9-27　急性心肌梗死（3）

（与图 9-24 为同一病例）

CT 造影显示左锁骨下动脉从分支处起 3cm
范围内存在闭塞

10 如何获得更清晰的图像
谨记超声的成像原理

小谷敦志（近畿大学医学部奈良医院临床检查部技术系主任）

要点

◆ 描记出高质量的超声图像的原则是根据不同区域使用不同的参数进行观察。

◆ 中心频率为 10MHz 以上的高频探头能描记出肺部、神经、运动系统等表浅区域的高清晰度图像。

◆ 断层扫描和多普勒超声的反射特点是夹角为 90° 时反射最强，可以利用各种不同的声窗。

◆ 彩色多普勒超声图像会因多普勒流速标尺不同而略有不同，因此，彩色多普勒超声未显示的情况下也不能轻易判断无血流。

◆ 超声检查时，医生充分理解伪影的存在和种类非常重要。

10.1 与目标脏器相适应的仪器设置

超声检查时，目标脏器的结构、深度、脏器特有的血流速度等各异，它们接收到的超声信号也不同，因此超声仪器内都预先设置了基本参数。**●重点** 切换到目标脏器相应的预设参数，使用与目标组织相应的扫查方法及与血流流速相应的多普勒超声检查，医生才有可能做出正确的判断。

10.2 探头的特征

用于体表的探头主要有线阵探头、凸阵探头、扇形探头。目前医生几乎都采用电子扫查和电子聚焦的方式。同种型号的探头也可能因为中心频率不同而适用于不同的脏器。

■ 线阵探头

线阵探头大致分为中心频率7MHz左右和中心频率10MHz左右的高频探头。前者有良好的空间分辨率和深部渗透性，因此适用于深度在1～6cm的脏器。后者因渗透性原因观察范围有限，最适深度为0～4cm。因此，肺部超声和神经系统、运动系统等浅表部位的观察应采用高频线阵探头，而颈动脉和末梢静脉等的血管超声则应使用7MHz线阵超声。线阵探头的振动子排成一列，垂直发射声波构成影像，其特点是可将振动子发射的信号延迟以使超声波倾斜发射。这一功能（倾斜功能）常被运用于倾斜扫查（后述）。扫查与体表平行走行的动静脉血流时，入射角度尽量小，超声波接收信号的敏感度更高。

■ 凸阵探头

凸阵探头的振动子排列为凸面圆弧形，声束呈放射状发射，观察深度较深，扫查线间隔也更宽。凸阵探头与线阵探头相比，分辨率较低。凸阵探头比线阵探头的中心频率低，渗透性高，因此其特征是能看到较宽的视野，其优势是能观察肝脏等较大的脏器、大部分血管和骨，医生可同时观察多个脏器以掌握各个脏器间的位置关系。凸阵探头分为中心频率3～5MHz和中心频率6MHz的两类高频探头。前者观察深度可达18cm，在超声波透过性高的腹部使用比较广泛。后者的空间分辨率较高，用于观察深度在10cm以内，且用线阵探头不易观察的肾动脉和末梢动静脉。

■ 扇形探头

扇形探头的探头面宽度在所有探头中最小，适用于小声窗，如肋骨描记。扇形探头中的振动子呈线阵式排列，改变各振动子的驱动延迟时间，声束从右到左高速扫查形成扇形扫查。扇形探头因构造原因焦点距离有限制，对浅表组织的分辨率低。扇形探头的中心频率较线阵探头低，与连续波多普勒超声并用可记录高速血流。心脏区域的扫查主要使用扇形探头，扇形探头分为中心频率3～5MHz和中心频率5～6MHz的两类高频探头。成人心脏的扫查使用前者，幼儿心脏的扫查使用后者。

10.3 描记参数设置和图像的最优化技术

■ 断层扫描和多普勒超声的反射特性相反

断层扫描与多普勒超声并用的情况很多，两者声束的反射角度都呈90°。超声断层扫描时探头发射出的声束几乎与其作用的部位呈90°，对血管壁的反射强且分辨率高，能获得清晰的图像（图 10-1）。多普勒法超声的声束在血流的入射角（多普勒入射角）为直角（90°）时，则不显示血流（图 10-2a）。 🔵**重点** 医生使用线阵探头探查血管时，应倾斜探头（图 10-2b），使用凸阵探头和扇形探头时，则应调整声窗位置等，即便是轻微的调整，只要尽量使血管与声束平行，都有可能用多普勒超声描记出图像。线阵探头的倾斜功能可倾斜发射声束，多普勒超声检查时尽量将入射角调小，就可能获得同等效果的图像（图 10-2c）。医生只要掌握超声断层扫描和多普勒超声的特征就能获得扫描对象的清晰图像。

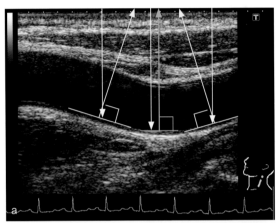

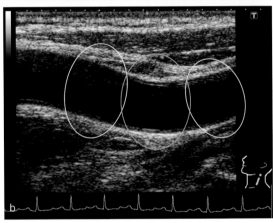

图 10-1　超声波发射、接收信号的特征和超声断层图像
分辨率的差异

从探头发出的声束（a，白色箭头）相对于组织几乎呈直角，反射回来的声束（a，蓝色箭头）也呈直角，因此信号强，分辨率高，能获得清晰的图像（b，蓝色圈）。而如果从探头发出的声束（a，白色箭头）与组织成一定角度，则反射回来的声束（a，黄色箭头）亦成一定角度，因此接收到的信号弱，获得的图像分辨率低（b，黄色圈）

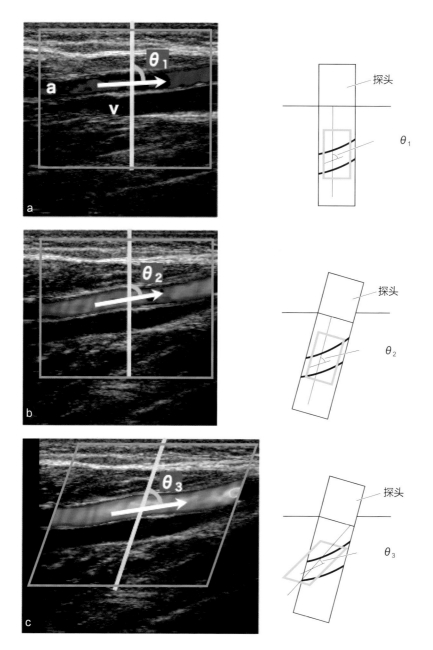

图 10-2　线阵探头的多普勒超声技术

　　声束在血流的入射角（多普勒入射角，θ）约为直角（90°）时，彩色多普勒超声不易显示血流信号（a）。因此，将探头倾斜（b），并打开倾斜功能（c），超声波被斜着发射，多普勒入射角设定为较低值，多普勒超声的敏感度增加，$\theta_1 > \theta_2 > \theta_3$

■ 断层影像的设定

增益（图 10-3）

增益可将机体反射的信号增强。根据超声信号反射的强弱需要，医生可随时调节增益大小。增益太高则噪声过多（过增益）；反之增益过低，血管内膜等微小结构则无法被描记（欠增益）。另外，超声敏感时间控制（STC）、增益补偿控制（TGC）等功能可以微调观察深度。近来，可自动调整增益功能的设备问世。检查环境的光线也能影响图像的清晰度，保存图像时也需要注意。

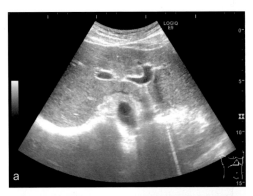

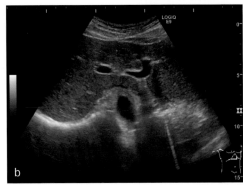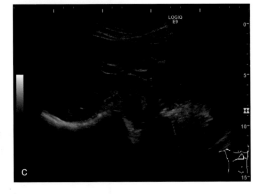

图 10-3　增益的设定

医生需要根据反射信号强度将增益调节到合适的大小。增益过高会使噪声过多（过增益）（a）；反之增益过低，血管内膜等微小结构无法被描记（欠增益），医生无法正确评估病情（c）。增益需设定在噪声少又能看清微小结构的范围（b）

■ 焦点

电子扫查探头发射和接收超声波的波幅、振动子的延迟时间均由仪器根据组织深度自动调节。最终确定的参数都是图像达到最佳分辨率的参数。近来的设备还搭载了可根据不同观察深度自动调节焦点的功能，但仪器的自动调节都不是万无一失的，检查者还需要根据目标对象的实际情况随时调节参数。随着技术水平的提高，最近还出现了搭载全焦点功能的超声设备。

观察深度（图 10-4，图 10-5）

将目标脏器置于画面中央，可随时调整观察深度。只描记出目标脏器或只描记到目标脏器的一部分都不是正确的结果。必须将目标脏器以及周边脏器、骨、血管等全面描记才是理想的图像。观察深度越深，影像构建帧频（1 秒内静止影像的张数）越低，影像变成逐帧播放，则无法追踪微细动作。因此，尤要注意使观察深度的设

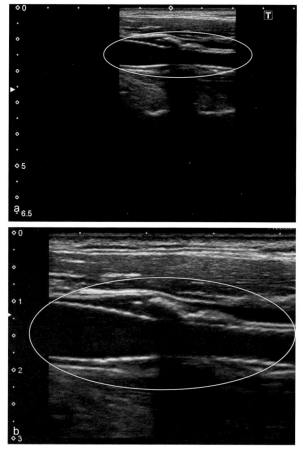

图 10-4　颈总动脉观察深度的设定（纵切面、长轴切面）

　　对目标脏器近距离描记，得到的局部图像并不理想，将目标脏器描记得太小，微小异常被遗漏的可能性很大（a）。
　　应将观察深度调节在目标脏器位于图像中央最合适
　　　　a. 观察深度过深
　　　　b. 观察深度适中

定与目标脏器相吻合。💬**重点** 对于需要放大图像才能做出评价的微小结构，需要
将图像保存，再放大显示（变焦功能）和记录数据。

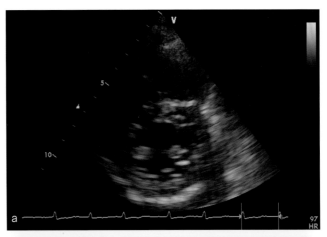

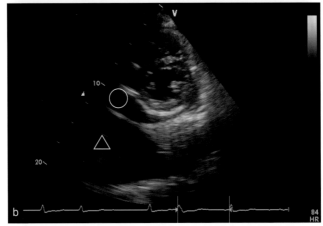

图 10-5　心脏观察深度的设定（胸骨左缘左心室短轴切面）

　　若仅描记出目标脏器的图像（a），则无法观察到其他相关
异常。目标脏器及其周围组织和骨等的图像都被描记（b）才能
发现异常情况。此例将观察深度设置在较深位置才能描记出心包
积液（圆圈）和胸腔积液（三角）
　　a. 观察深度较浅
　　b. 观察深度较深

■ **多普勒超声的设定**

多普勒增益
　　多普勒增益与脏器无关，是将增益调整到与血流流速相应的程度。若多普勒增
益过低，医生无法正确评估血流。多普勒增益的设定方法是：首先提高增益数值直

至出现彩色噪声，然后逐渐降低增益到噪声突然消失为最佳。采用光谱标记的脉冲多普勒超声和连续波多普勒超声在多普勒增益过低时所得波形图过小，背景只残存噪声，因此稍微过增益描记更好。

彩色多普勒流速标尺（图10-6）

彩色多普勒超声的彩色流速标尺在被调整到与目标脏器的血流速度相应的程度时为最佳。血流缓慢的脏器需要将彩色流速标尺调高，则血流显示为颜色较暗或颜色信号突然中断。因此彩色多普勒超声未显示血流信号时不能轻易判断不存

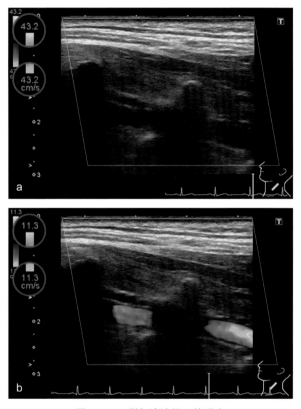

图 10-6　彩色流速标尺的设定

椎动脉的彩色多普勒图像。观察血流缓慢的脏器时，
彩色流速标尺设定过高，缓慢的血流呈较暗的颜色或不显色
（a）；彩色流速标尺应调整至与目标脏器的血流速度相对
应的数值（b）。即使彩色多普勒超声不显示血流信号，医
生也不能轻易判断无血流。椎动脉的平均血流速度为20cm/s，
因此彩色流速标尺设定过高就会出现不显示血流信号的结果
　　a.彩色流速标尺设定较高（43cm/s）
　　b.彩色流速标尺设定较低（11cm/s）

在血流。反之，观察血流速度较快的脏器时，若彩色流速标尺设定过低，则容易发生红色信号和蓝色信号翻转的情况（折返现象），给判断血流方向造成困难。用光谱标记的脉冲多普勒超声和连续波多普勒超声的彩色流速标尺也会因血流速度超过设定值所对应的血流速度而发生波形折返（折返现象），使显示的血流方向与实际情况相反。为防止折返现象发生，彩色流速标尺需要略大于血流速度，或者医生可变更基线。

10.4　伪影

　　超声检查描记图像时有可能产生伪影，即在图像中重叠显示某种结构，或者不存在的结构也被描记。实像与伪影的鉴别方法是改变超声仪器的设置，从多个方向获取图像进行比较。例如，胆囊壁内看见如微小结石像的彗尾征，如果医生对超声的特性有一定了解，就知道彗尾征也可能是伪影。医生熟练掌握伪影能减少误诊的可能，熟知其特征非常重要。

■ 多重反射（图 10-7）

　　多重反射是指从反射界面反射的声束在探头与反射界面（或者强反射界面）间

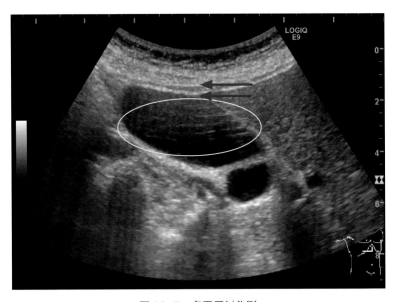

图 10-7　多重反射伪影

腹壁多重反射。在胆囊前面，肌膜和腹膜间（箭头）产生多重反射。在胆囊内观察到肌膜和腹膜间的等距离线状超声图像（圆圈）

来回往返多次的现象，尤其在强反射界面中经常出现。多重反射的结果是在探头面和反射界面（或者强反射界面）间出现位于实像整数倍距离处且与实像相似的图像。例如，声束在探头面和反射界面往返 2 次后就会在位于实像 2 倍距离处再显示同一影像。进一步来说，强反射界面会在反射体内出现多重反射。多重反射会因为一些原因在反射界面后方出现逐渐减弱的信号。胆囊壁内的微小结石像彗尾征、气胸的肺部超声中的 A 线等，都是多重反射的表现，也是诊断的直接证据。

■ 旁瓣（图 10-8）

探头发射出的声束，在中心轴上的称为主瓣，它的副产物（其他不在中心轴上的声束）称为旁瓣。旁瓣的发射方向与主瓣的发射方向形成夹角。电子超声设备的主瓣方向与中心轴的夹角为 0°，扫查时旁瓣如果遇到强反射界面就会形成反射像（旁瓣伪影），与主瓣所获得的反射像重叠。 **重点** 较多的旁瓣遇到强反射界面时，就会在强反射界面侧方产生带状影像。当改变声窗位置时，伪影会消失，医生可以此鉴别。

■ 镜面伪像（图 10-9）

存在平面的强反射界面时，就像放着一面镜子，形成与在"镜子"前面的实像非常相似的虚像，实像与虚像二者将反射体夹在中间，实像与虚像出现在反射体两侧的现象，称为镜面现象，此虚像称为镜面伪像。声束径直射出再返回是超声成像的基础，当遇到强反射界面时，反射后的超声信号再次被实体反射，被强反射体反射后的超声送信信号又被当作是实物反射的接收信号，形成图像，这就是虚像。

■ 声影

声影是指大部分声束被强反射界面反射， **重点** 声束无法通过，其后方成为无回声带，相邻的介质声阻抗迥异时容易发生该现象。骨和钙化影像中容易看到声影。

■ 侧方声影

侧方声影是指边缘光滑的球体与相邻组织声阻抗不同时，例如囊肿等球状组织比周围的声速更快，侧方的声束的折射更强，声束的入射角超过临界值（90°）形成全反射现象，导致球体组织的侧后方形成无回声带或接近于无回声的影像。

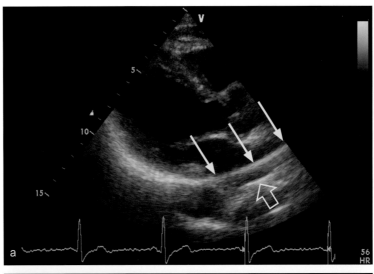

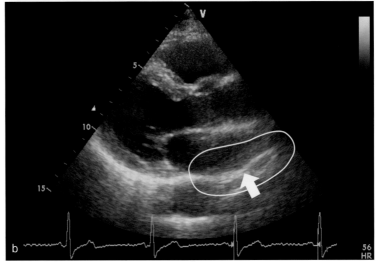

图 10-8 旁瓣伪影

心包膜的旁瓣伪影。心脏超声常常见到的由心包膜产生的旁瓣伪影。强反射的心包膜侧方常常出现带状影（箭头）很可能被误认为是左心房后壁（a）。改变声窗位置可确认这是伪影（圆圈）（b）

　a. 第 4 肋间胸骨左缘左心室长轴切面

　b. 第 3 肋间胸骨左缘左心室长轴切面

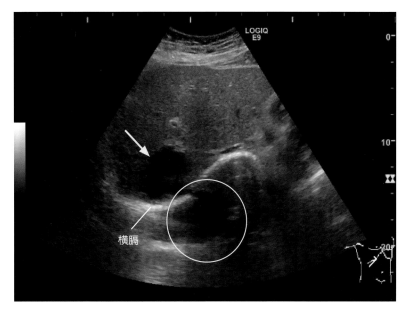

图 10-9　镜面现象造成的伪影（镜面伪像）

肝脏描记时，横膈另一边出现镜面伪像。肝脏扫查时，以强反射界面横膈为界，将位于肺内的肝囊肿伪影（箭头）作为镜面伪像描记下来（圆圈）

 画龙点睛

血流波形图的读法

脉冲多普勒血流波形图的纵轴表示取样容积的血流分布，横轴表示时间。正常的末梢血管等肌性血管的血流速度分布为层流，波形平坦，取样容积的速度成分几乎为相似速度。因此，能在黑色背景下观察到血流波形的边缘为线形（图 10-10）。另一方面，如果存在逆流、涡流和狭窄时速度成分从低速到高速形成乱流（图 10-11），血流波形的边缘不呈线形，而呈现各种速度成分，脉冲多普勒血流波形图的波形自身为白色。连续波多普勒血流波形图与取样容积的位置无关，指针以上所有的速度成分均以波形表示。因此包含从低速到高速的速度成分的众多血流波形呈现白色。

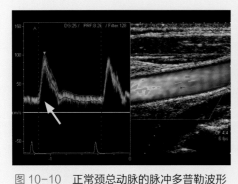

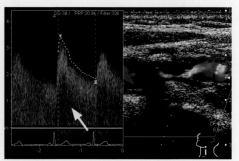

图 10-10　正常颈总动脉的脉冲多普勒波形　　　图 10-11　颈动脉狭窄引起的乱流

取样容积内的血流分布相似，血流波
形边缘呈线形。另外，波形的背景色为黑
色（箭头）

脉冲多普勒显示乱流的血流波形图显示从
低速到高速各种血流速度分布。与正常层流血
流波形图比较，波形无背景色被描记，波形整
体为白色片状图（箭头）

【参考文献】

[1]　小谷敦志：超音波装置のセットアップ．『Medical technology 別冊 超音波エキスパー
ト6「下肢静脈疾患と超音波検査の進め方」』（遠田栄一，佐藤　洋，編），医歯薬
出版，東京，2006，p57–64.

[2]　小谷敦志：末梢血管超音波検査の設定とアーチファクト．『Medical technology 別冊
超音波エキスパート9「末梢動脈疾患と超音波検査の進め方・評価」』（松尾　汎，
佐藤　洋，編），医歯薬出版，東京，2008，p53–70.

[3]　斉藤雅博：アーチファクト．『超音波音波基礎技術テキスト』（日本超音波検査学会，
編），日本超音波検査学会37（7）特別号：S53–S71，2012.

[4]　種村　正，上島徳久：血管エコーの基礎知識.『これから始める血管エコー』（種村　正，
小谷敦志，編），メジカルビュー社，東京，2014，p2–22.